LETTRES

A UN HOMME DU MONDE

SUR

L'HOMŒOPATHIE

PAR

Paul LANDRY

DOCTEUR EN MÉDECINE DE LA FACULTÉ DE PARIS,
MEMBRE TITULAIRE DE LA SOCIÉTÉ HOMŒOPATHIQUE DE FRANCE
ET DE PLUSIEURS SOCIÉTÉS SAVANTES,
MÉDECIN DES DISPENSAIRES HOMŒOPATHIQUES.

PARIS

CHEVALIER, LIBRAIRE

61, RUE DE RENNES

—

1870

LETTRES

A UN HOMME DU MONDE

SUR

L'HOMŒOPATHIE

PAR

Paul LANDRY

DOCTEUR EN MÉDECINE DE LA FACULTÉ DE PARIS,
MEMBRE TITULAIRE DE LA SOCIÉTÉ HOMŒOPATHIQUE DE FRANCE
ET DE PLUSIEURS SOCIÉTÉS SAVANTES,
MÉDECIN DES DISPENSAIRES HOMŒOPATHIQUES.

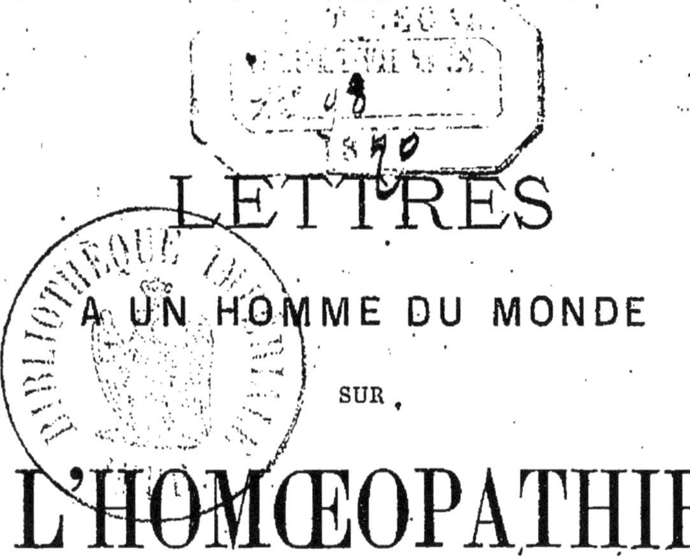

PARIS

CHEVALIER, LIBRAIRE

61, RUE DE RENNES

—

1870.

AVANT-PROPOS

L'histoire de ces lettres est des plus simples. Une personne de ma clientèle m'adressa un jour un de ses amis, atteint depuis longtemps d'une affection chronique contre laquelle il avait épuisé en vain toutes les ressources de la médecine traditionnelle. Ne sachant plus que faire et à bout d'expédients, il voulait, comme on dit, essayer de l'homœopathie, dernière ressource des gens qui n'ont plus d'espoir. Remarquons en passant que c'est le plus souvent dans ces conditions très-défavorables que les malades commencent généralement à s'adresser à nous. Celui-ci cependant, encore imbu de certains préjugés, n'était pas encore bien déterminé à se confier aux soins d'une école dont les principes et les errements ne lui étaient pas suffisamment connus. Il fallut donc instruire ce néophyte et répondre à ses objections. A ce propos s'établit entre nous une correspondance dont il fut sans doute satisfait, puisqu'il voulut bien ensuite recourir à mes soins. Après la théorie, la pratique. Je fus assez heureux pour le guérir, lui donnant ainsi la démonstration la plus désirable pour lui de la réalité de nos assertions. — Plus tard, j'eus l'occasion de revoir ces lettres, et je leur fis subir quelques légères retouches pour les publier hebdomadairement dans le journal *la Santé,* qui les accueillit, malgré certaines criailleries, avec une impartialité trop peu imitée de nos jours. Là il arriva plusieurs fois qu'après avoir lu mon travail, un abonné m'envoyait diverses observations ou me priait de répondre à certaines objections qu'il m'adressait, ce que je m'efforçais généralement de faire dans la lettre suivante. C'est ce qui peut expliquer pourquoi il se trouve des questions traitées plus longuement que d'autres, pourquoi je reviens quelquefois sur un sujet déjà abordé dans une lettre précédente, etc. Il eût été assurément bien facile de refondre le texte et de faire disparaître ces défauts très-apparents. Cependant, j'ai cru devoir laisser à mon travail son cachet primitif et conserver le ton familier que j'avais d'abord adopté. En agissant autrement, j'aurais fait un *traité,* tandis que je n'avais jamais prétendu écrire autre chose que des *lettres.* Ces lettres, je les réunis aujourd'hui en un seul faisceau, et je les dédie à tout lecteur impartial.

Dr PAUL LANDRY.

Paris, juin 1870.

LETTRES

A UN HOMME DU MONDE

SUR

L'HOMŒOPATHIE

PREMIÈRE LETTRE

Vous me demandez, Monsieur, quelle est cette nouvelle doctrine médicale qui, depuis quelque temps, s'impose aux méditations des esprits sérieux, des hommes sans préjugés et désireux avant tout de chercher la vérité. En d'autres termes, vous désirez savoir ce que l'on doit penser de l'homœopathie. Je veux essayer de vous satisfaire ; et dans cette étude que nous poursuivons ensemble, je m'efforcerai d'être aussi loyal et aussi impartial que possible.

Mais, avant d'entrer pleinement dans mon sujet, permettez-moi une petite digression. Il nous faut avant tout rechercher les origines de la médecine, voir les diverses transformations par où elle a dû passer, afin de pouvoir ensuite nous rendre mieux compte des conditions dans lesquelles s'est produite

la nouvelle doctrine ; non que j'entende vous donner
ici une histoire de la médecine : ce sujet est trop vaste
pour être traité ainsi au courant de la plume. Nous
en ferons d'ailleurs l'objet d'une étude spéciale,
qui paraitra plus tard. Mais il est bon cependant
d'avoir à cet égard quelques notions sommaires.

La médecine, c'est-à-dire l'art de guérir, est
aussi ancienne que la maladie. Dès que l'homme
souffrit, il chercha naturellement un soulagement
à ses maux. La tradition nous apprend que, dans
les temps les plus reculés, on amenait les patients
sur le bord des chemins et des carrefours, et l'on
interrogeait les passants pour savoir s'ils pourraient
apporter quelque soulagement à leurs maux. Sur
le nombre, il s'en trouvait bien quelques-uns qui
avaient vu ou prétendu voir des cas à peu près
analogues, et ils indiquaient alors les moyens
dont on avait fait usage en pareille circonstance.
Il est plus que probable que ces moyens devaient
échouer dans beaucoup de cas, et cela pour une
foule de motifs que votre sagacité me dispensera
d'énumérer. Mais enfin le succès couronnait quelquefois aussi les efforts des guérisseurs improvisés.
L'usage s'établit alors de consigner sur des tables
de marbre ou d'airain, que l'on allait suspendre
dans le temple d'Esculape, dieu de la médecine,

et les symptômes de la maladie, et les moyens employés pour la guérir. C'étaient des sortes d'ex-voto offerts dans ce temps-là par les malades reconnaissants. Peu à peu ces tables devinrent de plus en plus nombreuses ; et les prêtres d'Esculape entreprirent de rassembler et de mettre en ordre les divers documents qu'elles contenaient.

Telle fut, vraisemblablement du moins, l'origine des premiers traités de médecine.

Tout cela n'était assurément que de l'empirisme. Et quand je dis empirisme, je désire cependant me bien faire comprendre. Je n'entends point indiquer par ce mot le fait d'une aveugle routine, et moins encore le charlatanisme : non. J'entends par empirisme, et c'est là le véritable sens du mot, la médecine basée uniquement sur l'expérience et l'observation. Et, comme il faut du temps pour acquérir de l'expérience, vous pouvez prévoir dès maintenant que l'empirisme a dû être pendant bien des années et des siècles le seul guide en médecine. Je suis loin de blâmer ces tendances que je trouve au contraire extrêmement logiques, et plût au ciel que l'on eût toujours eu la sagesse de s'y conformer ! On aurait vraisemblablement évité ainsi bien des catastrophes ! Malheureusement, l'esprit de système se mit de la partie, chacun voulut se faire chef d'école et expliquer à sa façon les maladies et la manière de les guérir. Je suis obligé d'indiquer seulement ces diverses nuances, pour ne pas allonger mon récit. Il en résulta pendant des siècles des tiraillements en sens divers : la multiplicité des systèmes engendra une confusion inexprimable; chacun prétendant naturellement avoir pour lui la vérité, se crut en droit de blâmer énergiquement les idées d'autrui. Au milieu de ce désordre sans nom, la seule doctrine qui paraisse avoir rendu pratiquement d'incontestables services est précisément celle de l'empirisme, entendue comme nous l'avons indiqué plus haut. Mais l'empirisme n'était pas à vrai dire une doctrine assez transcendante; et ceux qui pratiquaient cette médecine du bon sens étaient presque obligés de se cacher pour faire le bien et guérir leurs malades. Il est en effet facile de prévoir qu'il dut en être ainsi, puisque les chefs d'école se laissant aller à soutenir des systèmes préconçus, ne se préoccupaient que faiblement des leçons et des enseignements de l'expérience, le seul guide, cependant, qu'il eût fallu invoquer en faveur de leurs idées.

En suivant de pareils errements, l'on en était arrivé à discréditer l'art de guérir à un tel point, que les farces de Molière à ce sujet n'étaient que l'expression du sentiment public. Et, ayons le courage de le reconnaître, la plupart des médecins d'alors n'avaient guère que ce qu'ils méritaient.

Les choses ont duré à peu près ainsi jusqu'à notre époque. Et, pour qu'on ne puisse m'accuser là-dessus d'exagération, je montrerai dans une prochaine lettre, par des citations empruntées aux médecins considérés comme les plus illustres, le peu de cas qu'eux-mêmes faisaient des théories qui étaient ou avaient été en faveur de leur temps.

A Samuel Hahnemann était réservé l'honneur de mettre l'ordre dans ce chaos, et de trouver le principe qui devait désormais éclairer et vivifier la médecine.

DEUXIÈME LETTRE

Je vous disais, Monsieur, qu'en présence de cette inexprimable confusion, les médecins eux-mêmes étaient tellement troublés, que souvent leur découragement perçait malgré eux dans leurs paroles ou dans leurs écrits. Ici, j'emprunte quelques citations, soit à l'excellent *Annuaire homœopathique* de MM. Catellan frères, soit au plaidoyer prononcé, en 1858, par Mᵉ Emile Ollivier, en faveur des homœopathes.

Sydenham, qui vivait au XVIIe siècle, célèbre, et à juste titre, par des travaux considérables, un des plus illustres, sinon le plus ilustre médecin que l'Angleterre ait jamais produit, en était arrivé à la fin de sa carrière à dire ceci : « La médecine est » l'art de babiller plutôt que celui de guérir. »

Boerhaave, médecin allemand dont la renommée était telle qu'au XVIIIe siècle, un mandarin chinois lui adressant ainsi une lettre : *à M. Boerhaave, médecin en Europe,* la lettre lui parvint, Boerhaave n'a pas craint de dire : « Il serait plus » avantageux qu'il n'y eût jamais eu de médecins » dans le monde. » Ce n'est pas tout. Par son testament, il ordonna que l'on brûlât tous ses livres et papiers, à l'exception d'un volume relié et doré sur tranches. On ouvrit avec empressement ce volume, dans lequel on croyait trouver les plus beaux secrets de la médecine; il ne contenait que des pages blanches. Sur la première seulement, on lisait : « Conservez-vous la tête » fraîche, les pieds chauds, le ventre libre et » moquez-vous des médecins. »

Sprengel, autre médecin allemand, presque notre contemporain, et dont les travaux sur l'histoire de la médecine sont devenus classiques, émettait une opinion à peu près identique, lorsqu'il

disait : « Le scepticisme en médecine est le comble
» de la science : le parti le plus sage consiste à
» regarder toutes les opinions avec l'œil de l'in-
» différence sans en adopter aucune. »

Bichat, auquel nous avons vu élever une statue
dans la cour même de la Faculté de médecine,
Bichat mort au commencement de ce siècle, à
31 ans, dans tout l'éclat d'une réputation que
bien des vieillards pourraient lui envier, n'a pas
craint de dire que la matière médicale de son
temps était de toutes les sciences physiologiques
celle où se peignent le mieux les travers de l'esprit
humain. Et il ajoute : « Ce n'est point une science ;
» c'est un assemblage informe d'idées inexactes,
» de moyens illusoires, de formules aussi bizarre-
» ment conçues que fastidieusement assemblées.
» On dit que la pratique de la médecine est rebu-
» tante ; je dis plus : elle n'est pas, sous certains
» rapports, celle d'un homme raisonnable, quand
» on en puise les principes dans la plupart de
» nos matières médicales. »

Ecoutons maintenant Broussais, l'illustre professeur du Val-de-Grâce : « Que l'on examine
» attentivement ces jeunes gens d'un coloris
» brillant, pleins d'activité et de vie, qui com-
» mencent à tousser, et chez lesquels on décuple

» l'irritation par les vésicatoires, le lichen, le
» quinquina, jusqu'à ce que l'opiniâtreté des
» accidents les fasse déclarer atteints de tuber-
» cules innés et associer aux nombreuses victimes
» de l'entité qualifiée du nom de phthisie pul-
» monaire : et que l'on prononce ensuite si la
» médecine a été plus nuisible qu'utile à l'huma-
» nité. Je conviens bien qu'elle a rendu à l'être
» souffrant le service de lui offrir des consolations
» en *le berçant toujours d'un chimérique espoir ;*
» mais il faut convenir qu'une pareille utilité est
» loin de la relever au milieu des autres sciences
» naturelles, puisqu'elle semble la placer sur la
» ligne de l'astrologie, de la superstition et de
» tous les genres de charlatanisme. » Et quelques
lignes plus loin, le même auteur se demande si
la médecine est plus nuisible qu'utile à l'humanité.

M. Magendie, médecin de l'Hôtel-Dieu et professeur au Collége de France, disait, il y a
quelques années (1846) : « Sachez-le bien, la
» maladie suit habituellement sa marche sans
» être influencée par la médication dirigée contre
» elle... Si même je disais ma pensée tout entière,
» j'ajouterais que c'est surtout dans les services
» où la médecine est la plus active que la mortalité
» est la plus considérable. »

Le docteur Valleix, auquel on doit, entre autres travaux remarquables, un Guide du médecin praticien, véritable encyclopédie médicale, devenue aujourd'hui classique, laisse échapper cet aveu dans son introduction : « Que de regrets on éprouve » en voyant tant d'études, de veilles, de génie, » dépensés pour obtenir d'aussi faibles résultats ! »

M. Rostan, qui vient de mourir professeur à la Faculté de médecine de Paris, dit de son côté : « Aucune science humaine n'a été et n'est encore » infestée de plus de préjugés que la matière mé- » dicale. Chaque dénomination de classe de médi- » caments, chaque formule même est pour ainsi » dire une erreur. Un formulaire *(Codex)*, qui a » paru récemment, nous apprend à faire des » potions incisives, des loochs verts, des hydra- » gogues, des emménagogues, des résolutifs, des » détersifs, des anti-septiques, des anti-hysté- » riques, etc., etc ; un autre, les apozèmes la- » xatifs, sudorifiques, un baume acoustique, un » baume de vie, un baume ophthalmique, etc. Je » m'arrête, je n'ai parcouru que deux pages du » *Formulaire magistral*. Est-il possible de ne pas » être rebuté par ces DÉGOUTANTES ABSURDITÉS ? »

Voici maintenant les paroles que prononçait, il y a quelque temps, en pleine séance de l'Académie de

médecine, M. Louis, un des médecins de ce temps-
ci qui ont fait école : « J'avoue que depuis vingt
» ans, j'ai, dans les hôpitaux, étudié tour à tour la
» plupart des méthodes curatives, ce qui m'a mis
» dans le cas de remarquer que la plupart de ces
» méthodes offraient des résultats déplorables : et
» je leur dois la perte de personnes bien chères. »

C'est à peu près la même pensée qu'exprimait
pareillement à l'Académie de médecine le professeur Malgaigne, lorsqu'il disait : « Absence
» complète de doctrines scientifiques en médecine ;
» absence de principes dans l'application de l'art,
» empirisme partout : voilà l'état de la médecine. »

M. le professeur Bouchardat nous apprend pareillement, dans son *Manuel de matière médicale
et thérapeutique*, que la science médicale n'est
pas faite et qu'elle est pour ainsi dire à édifier.

M. Marchal de Calvi avoue nettement le néant
des doctrines médicales officielles, lorsqu'il écrit :
« Il n'y a plus en médecine, et depuis longtemps,
» ni principe, ni foi, ni loi. Nous construisons une
» tour de Babel, ou plutôt nous n'en sommes
» même pas là : nous ne construisons rien. »

A tous ces témoignages, j'en ajouterai un autre
assez récent. C'est M. le docteur H. Montanier
qui me le fournit dans la *Gazette des Hôpitaux*

du 6 août 1867. Voici comment s'exprime notre
honorable confrère : « C'est une science bien
» incomplète encore que la science médicale, et
» il est souverainement triste et presque aussi hu-
» miliant de voir où nous en sommes après vingt
» siècles d'observations, de recherches et de mé-
» ditations. Nulle base vraiment solide, aucun
» critérium certain, des discussions interminables,
» des affirmations prématurées, des négations
» ridicules ; des théories aussitôt abandonnées et
» bientôt reprises presque sans modifications ;
» toujours le même cercle parcouru et à peine
» élargi de loin en loin par quelque grand génie ;
» tel est le bilan d'une des sciences les plus im-
» portantes et les plus utiles. »

Je vous ai promis des citations, et vous le voyez,
Monsieur, j'ai tenu parole. Et encore, j'ai dû me
borner, car ici la matière abonde. J'en passe donc
et des meilleures. Veuillez seulement bien remarquer que je n'ai cité ici que des hommes célèbres
et même illustres, et dont les paroles ont par cela
même une autorité plus grande. Certes, si un
homœopathe s'était jamais permis de parler avec
cette irrévérence de la médecine traditionnelle,
on n'aurait pas hésité à le traiter de calomniateur.
Et c'est pour cela même que j'ai tenu à ne mettre

en scène que les partisans plus ou moins accentués de l'ancien ordre de choses.

En présence de tels aveux, tout commentaire devient, je crois, superflu, et serait d'ailleurs peu généreux. Les choses parlent ici d'elles-mêmes, et j'en ai dit assez pour faire comprendre dans quel désarroi se trouvait la médecine lorsque parut le hardi novateur auquel nous devons peut-être la plus belle découverte scientifique des temps modernes.

Il semble dès lors que cette découverte dut être accueillie avec l'enthousiasme qu'elle méritait et son auteur salué comme un libérateur. Mais qui ne sait, hélas ! que l'histoire des conquêtes de l'esprit humain n'est qu'un long martyrologe, et que les hommes de génie auxquels nous sommes redevables des plus grands et des plus utiles progrès ont presque toujours été des victimes ! Cette épreuve ne devait manquer ni à Samuel Hahnemann ni à ses disciples. La suite de ces études ne le prouvera que trop.

TROISIÈME LETTRE

Assurément, Monsieur, si je voulais abuser des citations contenues dans ma dernière lettre, je me donnerais le facile plaisir de triompher de nos adversaires avec les armes qu'eux-mêmes ont eu soin de nous fournir. Mais tel n'est point mon dessein. Aussi bien ne faut-il jamais vouloir trop prouver : c'est là un vieil axiome de cette philosophie scolastique tant décriée aujourd'hui et qui pourtant... mais ceci n'est point notre affaire.

En réalité, les hommes véritablement éminents pour la plupart dont j'ai rapporté les paroles, et bien d'autres encore qui n'ont pu trouver place ici, avaient contribué, chacun de son côté, et pour une part notable, au progrès de la médecine de leur temps. Leurs travaux sont restés et font foi de leur zèle pour la recherche de la vérité. Que prouvent donc véritablement les citations que j'ai apportées au débat? Rien qu'une chose : à savoir que, privés d'un principe qui devait servir de phare lumineux à toutes leurs investigations, errant pour ainsi dire à tâtons au milieu de systèmes contradictoires, ils avaient par moments de ces découragements trop faciles à comprendre et où le scepticisme, en dépit de tout, cherche à se glisser dans l'esprit des penseurs. C'est ainsi que le roi Salomon, au milieu des triomphes et des grandeurs, au sommet de la gloire, s'écriait cependant : « Vanité des vanités, et tout est vanité! » Il serait d'ailleurs profondément injuste de méconnaître les services rendus par la médecine traditionnelle avant l'apparition de l'homœopathie. Et si quelque chose doit nous étonner, c'est qu'on ait pu encore parvenir à produire tant de choses excellentes, en dépit des méthodes déplorables qui ont régné pendant si longtemps. Ajoutons enfin que, quelles que puissent être nos opinions en médecine ou autrement, les hommes qui ont fait preuve de talent et de science ont toujours droit à nos égards et à notre respect, ces hommes fussent-ils d'ailleurs nos plus formidables adversaires. Ce n'est donc point pour nous procurer la satisfaction de les trouver en défaut que nous avons pris avec eux la liberté grande de faire voir ce qu'eux-mêmes pensaient à certains jours de leur art, mais pour en arriver à pouvoir dire ceci :

Puisque des hommes tels que Boerhaave, Sydenham, Bichat, Broussais et autres, ont pu quelquefois mettre en doute l'excellence des doctrines médicales de leur époque, pareille chose ne saurait-elle donc être permise à d'autres? ne peut-on déclarer détestable tel ou tel système sans se voir immédiatement mis au ban de l'opinion? Est-ce qu'il y aurait par hasard en médecine un tribunal suprême et indiscutable, ayant le droit d'imposer ses doctrines et de revendiquer une infaillibilité analogue à celle dont prétend, à bon droit, jouir l'Eglise catholique? Si cela est, qu'on le dise, qu'on ait le courage de l'affirmer; nous saurons au moins à quoi nous en tenir; nous saurons aussi comment il convient de traiter de telles prétentions. Mais si cela n'est pas, comment doit-on qualifier la conduite de ceux qui, non contents de nous appeler des hérétiques en médecine, affectent encore de nous traiter tous les jours comme des gens sans aveu! Si cela n'est pas, comment expliquer ce déchaînement de passions sans nom contre les sectateurs d'une doctrine médicale, quelle qu'elle puisse être d'ailleurs? Je sais bien qu'en politique comme en religion, l'intolérance est malheureusement le fait de notre pauvre nature humaine. Mais sur le terrain de la science, devrait-il en être ainsi? C'est pourtant ce qui arrive et ce que nous ne prouverons que trop facilement quand l'heure sera venue. Pour le moment, il convient d'abord d'exposer simplement la doctrine que nous croyons la vraie, c'est-à-dire la doctrine homœopathique. C'est ce que nous nous efforcerons de faire dans une prochaine lettre.

QUATRIÈME LETTRE

Depuis Galien jusqu'au siècle dernier, tous les médecins, si l'on en excepte peut-être Paracelse, basaient leur thérapeutique sur cet adage émis par Galien lui-même : *Contraria contrariis curantur;* c'est-à-dire *les contraires sont guéris par les contraires.* Ainsi, étant donnée une maladie qui agissait dans un sens, il fallait, pour en devenir maître, agir dans un sens différent, neutraliser une force par une autre.

Cette théorie, extrêmement spécieuse, j'en conviens, satisfait à première vue toutes les exigences de l'esprit et de la logique. Quoi de plus simple et de plus naturel, en effet, que de détruire une force par une autre ? Et n'est-il pas élémentaire en physique, lorsque l'on veut arriver à ce résultat, de faire agir en sens contraire les deux forces qui tendent à se détruire ? Pourrait-il même en être autrement ? Et celui qui émettrait une théorie différente ne passerait-il pas à bon droit pour un homme privé de jugement ?

Mais si cela est vrai dans l'ordre matériel et physique, il n'en est plus précisément de même quand il s'agit des phénomènes qui caractérisent la maladie et les moyens d'y porter remède. Et pour peu que vous veuilliez y réfléchir, vous reconnaîtrez le néant de cette théorie.

En effet, pour pouvoir appliquer à la guérison d'une maladie le ou les médicaments capables de déterminer un ensemble de symptômes contraires à cette maladie, la première condition devrait être, ce nous semble, de connaître ces médicaments. Or, quelqu'un a-t-il jamais pu dire, par exemple, quelle était la substance qui déterminait une éruption contraire à celle de la variole, de la scarlatine ou de la rougeole, et un ensemble de symptômes contraires à ceux que l'on observe dans ces fièvres éruptives ? A-t-on découvert le médicament à l'aide duquel on produira dans le poumon des bruits et des râles contraires à ceux qu'on y découvre dans le courant de la pneumonie, la pleurésie ou la phthisie ? Sait-on à l'aide de quel agent on obtiendra des phénomènes contraires à ceux de l'asthme, de la fièvre typhoïde ou de la jaunisse ? Connaît-on un remède à l'aide duquel on produira un ensemble de symptômes contraires à ceux du choléra ? Je pourrais multiplier ces exemples. Mais il suffit, je le pense, du simple exposé que je viens de faire pour montrer toute l'inanité du système basé sur la loi des contraires. Assurément, cette loi trouve son application dans ce fait, par exemple, que le contraire de l'insomnie c'est le sommeil, que l'action purgative est le contraire de la constipation. Mais si vous exceptez ces deux ou trois faits, vous ne trouverez rien qui puisse satisfaire la logique dans cette fameuse loi des contraires qui a si longtemps été la règle à laquelle tous les médecins ont cru pouvoir se référer. En réalité, le contraire de la maladie est la santé, rien de plus, rien de moins ; voilà l'expression la plus nette comme la plus générale de la loi posée par Galien. Par conséquent, veuillez bien le remarquer, cette loi s'appliquant à chaque maladie dans sa généralité, est moins une loi que l'expression vague d'un désir banal. Vouloir s'appuyer sur cette loi des contraires pour guérir chaque maladie isolément, c'est tout simplement résoudre la question par la question, et s'exposer ainsi à des mécomptes continuels. Et ceci n'explique que trop bien comment la médecine, privée d'un principe lumineux et inéluctable, est restée pendant tant de siècles sans faire de progrès sensibles.

On raconte qu'un jour Newton, étant dans la campagne, vit tomber une pomme d'un arbre. Ce phénomène, bien simple en apparence, attira l'attention de ce grand homme. Il se demanda pour quelle raison un corps lancé dans l'espace venait toujours retomber sur le sol. De déductions en déductions, Newton arriva à trouver la loi de la gravitation universelle; magnifique et admirable découverte que l'on doit au génie de ce savant illustre. Bien d'autres cependant, avant Newton, avaient vu des pommes tomber des arbres et gagner la terre; bien d'autres après lui encore ont dû être témoins du même phénomène, sans s'en préoccuper autrement et sans se demander en vertu de quelle loi les choses s'accomplissaient ainsi. Il a fallu que l'attention d'un homme de génie fût attirée sur ce fait, pour qu'il en jaillît une des plus belles découvertes de la science moderne.

Hahnemann a rendu à la médecine un service aussi grand que Newton a pu le faire pour les sciences physiques. Cet illustre médecin (né en 1755, mort en 1843) a certainement régénéré l'art de guérir dont il a pu faire une science. Grâce à son génie et à son esprit d'observation, la médecine peut désormais marcher hardiment dans la voie du progrès.

Originaire du royaume de Saxe, Hahnemann, fils d'un pauvre artisan, fut reçu assez jeune docteur en médecine, et, grâce à la manière consciencieuse dont il exerçait son art, il arriva promptement à une certaine réputation. Mais les théories médicales qui régnaient n'avaient rien qui pût satisfaire un esprit comme le sien; il cherchait toujours à s'instruire et voulait trouver une règle, un principe pour se guider dans la voie jusqu'alors si obscure du traitement des maladies. Cette occasion lui fut offerte, et il ne la laissa pas échapper. Traduisant un jour en allemand la matière médicale de Cullen, célèbre médecin écossais du siècle dernier, il fut frappé de quelques remarques faites par l'auteur, à propos du quinquina, que l'on donnait dès cette époque empiriquement contre les fièvres et les affections intermittentes. La pensée surgit dans son esprit de rechercher quels pouvaient bien être les phénomènes produits chez un homme bien portant par cette substance. Il en fit donc l'essai sur lui-même, et, à son grand étonnement, il remarqua que le quinquina reproduisait chez lui des effets analogues à ceux qu'il guérit ordinairement, c'est-à-dire un mouvement fébrile avec certaines intermittences. Ce fut pour lui un trait de lumière et comme une révélation. L'expérience, renouvelée plusieurs fois sur Hahnemann et sur quelques amis qui s'y prêtèrent, donna constamment des résultats identiques.

Eclairé par cette première tentative, le maître dirigea ses investigations dans le même sens sur d'autres substances, et ses nouvelles recherches ne firent que confirmer les premières. Dès lors la voie était tracée, la loi des semblables était trouvée. Il lui donna le nom d'HOMŒOPATHIE, de deux mots grecs qui signifient : *maladie semblable.* Toute la vie d'Hahnemann, depuis lors, fut consacrée à développer cette idée première que, *pour guérir une maladie, il faut mettre en usage des substances capables de produire sur l'homme sain des symptômes semblables ou analogues à ceux qu'il s'agit de combattre chez les malades.*

Remarquons en passant combien l'application de cette loi est plus facile et plus logique que celle de la loi dite des contraires. En effet, ainsi que nous le disions plus haut, le contraire d'un symptôme est encore à trouver et ne saurait être nettement déterminé. Mais, par contre, on pourra toujours savoir si un symptôme ressemble à un autre symptôme, un mal à un autre mal. Par conséquent, étant donnée une substance médicamenteuse, rien de plus facile que de savoir si les phénomènes qu'elle détermine chez l'homme bien portant ont une ressemblance ou une analogie avec ceux que l'on observe dans telle ou telle maladie. Dès lors, l'application du médicament peut être déterminée d'après des règles sûres, tracées d'avance : dès lors, la médecine devient une science.

CINQUIÈME LETTRE

Similia similibus curantur, ce qui veut dire en bon français : *les semblables sont guéris par les semblables;* telle est donc, Monsieur, la grande loi posée par Hahnemann, et qui, dans sa pensée, doit dominer la thérapeutique. Il serait difficile d'exprimer suffisamment le sentiment d'étonnement, de stupeur et d'incrédulité avec lequel on accueillit cette théorie nouvelle. Il semblait que les bases de la raison humaine étaient ébranlées. On essaya d'abord de réfuter les raisonnements et les démonstrations du hardi novateur; on essaya aussi de l'écraser sous le ridicule, et l'on se livra sur le compte de l'homme et de sa doctrine à des plaisanteries d'un goût contestable. Je voudrais vous les épargner, mais je désire cependant que vous n'en ignoriez pas entièrement la saveur. *Similia similibus curantur*, disait-on, cela signifie simplement que si vous avez une jambe cassée, il faut nécessairement casser l'autre pour obtenir la guérison. Notez que celle-ci est une des mieux réussies, et vous pourrez ainsi vous faire une idée des autres.

Lorsque l'on vit que la plaisanterie, comme les sophismes, venait s'émousser contre l'inébranlable conviction du maître, on essaya de la compression et même de la persécution. C'est là, en effet, presque toujours la dernière ressource de ceux qui ont tort. Ici, Monsieur, je pourrais vous raconter tout au long des scènes véritablement navrantes, vous montrer Hahnemann obligé de fuir au milieu de la nuit avec sa famille, pour se dérober aux véhémences d'une foule stupide ameutée contre lui, on sait trop bien par quelles influences; cette foule envahissant sa demeure et brisant les vitres, furieuse de voir sa proie lui échapper. Il est vrai que quelque vingt ans plus tard, on élevait à Hahnemann une statue dans cette même ville qu'il avait dû quitter honteusement : tardive réparation d'une injustice sans nom! Mais à quoi bon nous appesantir sur de pareils détails? Ce qui se passe aujourd'hui n'est guère que la continuation peu ou point interrompue de ce qui eut lieu alors. Nous reviendrons d'ailleurs sur cette partie si intéressante de notre histoire. Elle ne laisse pas que d'être instructive à sa manière.

Cette loi des semblables est-elle applicable dans tous les cas où l'homme malade se présente à notre observation? Assurément non. Il est bien évident en effet que, dans les circonstances où il est possible d'atteindre directement et faire disparaître la cause du mal, il n'y a point à se préoccuper de la manière dont la guérison a pu être obtenue, en vertu de cet adage bien connu : *Sublata causa, tollitur effectus*, que l'on peut traduire ainsi : *Il n'y a pas d'effet sans cause.* L'important, c'est que le malade guérisse. Voyez plutôt comment les choses se passent dans la plupart des affections chirurgicales. Un membre est fracturé, je le consolide au moyen de bandages et d'appareils appropriés; une hémorrhagie se déclare, je cherche à l'arrêter à l'aide de styptiques ou d'astringents, ou bien je procède à la ligature du vaisseau qui laisse échapper le sang; un abcès s'est formé dans les tissus, j'y plonge le bistouri, et je procure ainsi au malade un soulagement immédiat. Ici, et dans bien d'autres exemples du même genre que nous pourrions citer, la loi des semblables ne saurait être sérieusement invoquée.

Même en dehors des affections chirurgicales, quelques médecins de notre école admettent encore que cette loi n'est pas toujours applicable.

Ces médecins homœopathes sont les *insufficien-tistes*, et cette qualification indique assez bien, ce semble, de quelle façon ils envisagent la question. Selon eux, la loi de similitude est insuffisante pour pouvoir parer à toutes les éventualités de la pratique médicale. Ils font remarquer que, née d'hier, l'école homœopathique n'a pu encore arriver, malgré ses travaux véritablement gigantesques, à rassembler une masse de faits et d'expérimentations suffisante, un ensemble de matériaux assez compacte pour que l'on puisse toujours, et dans tous les cas, avoir le remède homœopathique au symptôme qu'il s'agit de combattre. C'est pourquoi, en attendant le complet développement de nos recherches, il faut bien dans quelques cas exceptionnels recourir provisoirement et faute de mieux aux ressources de l'empirisme. (N'oubliez pas, monsieur, dans quel sens il convient de prendre ce mot : je vous l'ai indiqué dans une de mes précédentes lettres.) Assurément, plus nous avançons et plus devient restreint le champ de cette pratique bâtarde, en raison même des travaux accomplis journellement dans notre école. Mais il a fallu nécessairement en passer par là. Etant admise en principe la loi de similitude, toutes les applications n'ont pu être déterminées en quelques jours, pas même en quelques années.

Je voudrais pouvoir donner à cette importante question tout le développement qu'elle mérite; mais il faut se hâter; aussi bien ce n'est là qu'un détail de la thèse que j'essaye d'exposer. Mais il était bon de le présenter, en raison de certaines objections auxquelles je me propose de répondre plus tard.

Cette loi des semblables, proposée définitivement comme base de thérapeutique, Hahnemann l'a-t-il trouvée ou retrouvée? Il est certain que dans les travaux du père de la médecine, on trouve l'énoncé de cette loi proclamée vraie par Hippocrate lui-même pour certains cas déterminés. Depuis lors, cette idée a fait son chemin à travers les siècles, ainsi que le démontre, pièces en mains, M. Léon Simon, dans ses conférences à la Sorbonne. Au surplus, peu importe : qu'Hahnemann ait eu connaissance ou non des travaux faits avant lui, qu'il soit ou ne soit pas l'inventeur de la loi de similitude, ce sera son éternelle gloire d'avoir su la mettre en honneur et la dégager nettement des systèmes qui existaient avant lui.

On a prétendu que cette théorie était l'œuvre d'un illuminé, pour ne rien dire de plus, et qu'elle n'avait pas le sens commun. Nous avons vu ce qu'il fallait penser de la loi des contraires, bien plus séduisante cependant à première vue. Quant à la théorie homœopathique, nous n'essayerons pas d'en démontrer l'excellence; c'est aux faits de répondre pour nous. Il faut bien croire, au surplus, qu'elle n'est pas aussi absurde qu'on veut bien le dire et le proclamer, puisque ceux même qui la combattent lui font journellement, sciemment ou non, de fréquents emprunts. Rien de plus facile à démontrer, et les exemples ne manqueraient pas; les journaux de médecine nous en apportent tous les jours la preuve. Mais, pour ne point fatiguer votre attention, je vous ferai seulement remarquer que, sous le nom de *méthode substitutive*, l'école traditionnelle fait journellement acte d'homœopathie, en appliquant certaines substances précisément d'après la loi des semblables. Voyez, par exemple, comment on agit à l'égard des balsamiques et des térébenthines. Leur action principale et manifeste chez l'homme bien portant est d'exagérer la sécrétion des membranes muqueuses. Or, l'état catarrhal d'une muqueuse, soit celle du poumon par exemple, n'est autre chose précisément qu'une exagération de sécrétion de cette membrane. En conséquence, les allopathes n'ont pas trouvé de meilleur moyen pour

guérir les catarrhes que de faire prendre à leur
malade des balsamiques. Seulement, entre leurs
mains, ceci, au lieu d'être de l'homœopathie, est
tout simplement de la *substitution*. Au fond, le
nom ne fait rien à la chose. Mais ne faut-il pas
qu'une loi s'impose par une bien grande évidence,
pour être ainsi invoquée et mise en pratique par
ceux-là même qui prétendent la combattre!

SIXIÈME LETTRE

C'est donc en expérimentant sur l'homme sain
l'action des médicaments, qu'Hahnemann arriva à
découvrir la loi des semblables. L'étude des substances médicamenteuses ainsi comprise a reçu le
nom *pathogénésie*, de deux mots grecs qui signifient *génération des maladies*. Ce mot répond
parfaitement à l'idée que nous devons nous faire
de cette étude, puisqu'en effet le maître engen-
drait chez les sujets soumis volontairement à son
expérimentation des maladies artificielles.

Mais, pour pouvoir bien se rendre compte de
l'action d'une substance, il convient de l'employer
seule et isolée : c'est ce qu'a toujours fait Hahnemann, et avec raison. Si en effet vous opérez un
mélange de plusieurs ingrédients et que vous

veniez ensuite étudier les effets produits à l'aide
de ce tout hétérogène, comment discerner les phénomènes résultant de son emploi? A laquelle des
substances qui entrent dans cette masse convien-
dra-t-il d'attribuer tout ou partie des symptômes
observés? C'est pour cela que les homœopathes
attachent le plus grand prix à ce que leurs études
ne portent que sur un seul médicament à la fois :
c'est ce qu'ils appellent *l'expérimentation pure*,
et c'est en agissant de la sorte qu'Hahnemann a
pu déterminer nettement la pathogénésie d'un certain nombre de substances. Ces pathogénésies,
fruit de longues et laborieuses recherches, résultat
du travail le plus consciencieux qui fût jamais,
ont prêté à rire, je le sais, à bien des gens qui n'y
ont rien compris, et qui, dès lors, ont trouvé
spirituel de s'égayer aux dépens d'un homme de
génie. Laissons ces pygmées à leurs vieux errements, et pendant qu'ils s'efforcent en vain de
soutenir l'édifice branlant de leur routine ver-
moulue, continuons de marcher hardiment en
avant, et de montrer la voie du progrès.

L'étude d'une substance médicamenteuse comprise comme nous avons indiqué demande un
temps considérable, une aptitude particulière et
un grand talent d'observation. De plus, il est utile,

sinon indispensable, que cette étude soit faite par plusieurs personnes simultanément, afin que, pouvant se communiquer le résultat de leur observation, elles se contrôlent mutuellement. On n'est plus exposé de la sorte à admettre, comme appartenant à la substance étudiée, des phénomènes plus ou moins fugitifs, et qui, dans certains cas, résultent d'une disposition particulière du sujet ou d'un état de maladie transitoire. Enfin, il est bon que ces expérimentations soient répétées un certain nombre de fois, toujours pour le même motif. En agissant de la sorte, on arrive, autant que le permet l'imperfection de notre nature, à éviter la plupart des chances d'erreur. Qui pourra dire en effet qu'un travail ainsi compris, qu'une observation conduite de la sorte ne présentent pas les plus sérieuses garanties? Ceux qui s'amusent à railler agréablement cette manière d'agir feraient véritablement beaucoup mieux de l'imiter. Ils ne pourraient qu'y gagner.

L'expérimentation prise sur l'homme sain amène à cet autre résultat que, chez le malade, on ne devra employer pareillement qu'un seul médicament à la fois. Je m'explique. Chacun sait que dans la plupart des formules mises en usage par les médecins de l'école officielle, il entre toujours plusieurs substances; souvent le nombre en est considérable. Tel looch, telle potion se composent de cinq ou six ingrédients différents. Dans quelques cas, ce nombre est plus que doublé. Je veux bien admettre qu'il entre presque toujours dans ces composés plusieurs substances que l'on est convenu de considérer comme inertes, et que l'on ne compte comme réelle que l'action du médicament principal qui forme pour ainsi dire la base de la prescription magistrale. Mais est-on bien sûr qu'il en soit ainsi ? Et n'arrive-t-il pas tous les jours que tel sirop, telle teinture, considérés comme n'exerçant aucune action dans une potion, jouiront au contraire, dans la pensée de leurs auteurs, d'une influence très-grande lorsqu'il s'agira d'une autre prescription ? Il faudrait cependant essayer d'être un peu logique. D'ailleurs, les objections présentées au commencement de cette lettre contre l'expérimentation physiologique, s'exerçant sur un composé hétérogène, reviennent avec bien plus de force quand il s'agit de choisir la substance destinée à rendre la santé au malade. N'eût-il rendu à la médecine que le service de la débarrasser de la polypharmacie et des formules tourmentées qui étaient en usage avant lui, Hahnemann aurait encore des droits sérieux à notre reconnaissance. Cela est si vrai que, sans qu'on veuille en convenir, sans que l'on s'en doute peut-être, la médecine traditionnelle est influencée par notre manière de faire : et nous voyons bien plus rarement que par le passé formuler avec ce luxe apparent, indice accusateur d'une indigence trop réelle, ressource ultime d'une science aux abois !

Toutefois, si généralement nous ne donnons à la fois qu'une substance isolée et pure de tout alliage, il se présente des circonstances dans lesquelles il nous paraît bon de faire prendre au malade deux médicaments; mais que l'on ne se récrie pas, car nous procédons de façon à éviter ce que nous reprochons aux autres, c'est-à-dire la confusion. Nous recommandons d'alterner chaque médicament à plusieurs heures d'inter-valle, de telle façon que l'observation des symptômes produits ne puisse jamais rester en défaut; plus fréquemment encore, surtout dans les affections chroniques, et quand par conséquent le traitement doit durer un certain temps, nous ne faisons alterner que de deux jours l'un, ou même à plusieurs jours d'intervalle. Et, dans tous les cas, nous ne saurions assez le répéter, chaque médicament est donné pur et sans alliage, et a le temps de développer sa sphère d'action.

Ainsi, Monsieur, Hahnemann est arrivé, à l'aide de l'expérimentation pure, à découvrir la loi des semblables et à prescrire l'unité de médicament. Assurément, c'en était assez déjà pour ameuter contre lui tous ceux qui pensaient avoir trouvé la perfection dans l'art de guérir. Mais ce n'était rien en comparaison de ce qui l'attendait quand il proposa l'emploi des doses infinitésimales. A vrai dire, c'est surtout à propos de cette partie de sa doctrine qu'on s'est le plus violemment déchaîné contre lui. Nous verrons dans nos prochaines lettres ce qu'il faut penser de tout cela.

SEPTIÈME LETTRE

La loi de similitude est assurément, Monsieur, la base de la réforme hahnemannienne. Mais à mesure que le maître étudia davantage les effets des médicaments administrés d'après cette seule indication, il put se convaincre qu'il restait encore quelque chose à faire, et que le but auquel il visait n'était pas complétement atteint. En effet, donnant les médicaments aux doses usitées généralement alors, il éprouva dans le principe quelques déceptions : chez plusieurs de ses malades, il provoqua ainsi des aggravations formidables et des exacerbations parfois inquiétantes. Il y aurait eu là de quoi décourager un homme ordinaire ; mais si les difficultés abattent les esprits vulgaires, elles offrent par contre, aux hommes de génie, l'occasion de donner la mesure de leur valeur. Aussi, ces quelques revers momentanés, loin de rebuter le hardi novateur, ne firent que stimuler davantage son énergie. Convaincu qu'il était dans la bonne voie, et que le principe sur lequel il s'appuyait était le seul vrai, Hahnemann chercha dès lors à en régler les applications pratiques. La réflexion et l'expérience lui servirent de guide. Ses médicaments furent administrés à des doses successivement décroissantes, et il en arriva graduellement à les donner à des doses véritablement infinitésimales.

Ici, nous entrons dans le vif de la question, car il faut bien le dire, c'est surtout l'emploi des doses infinitésimales qui provoque de la part de nos adversaires les plus bruyantes récriminations. C'est pourquoi il me paraît utile d'entrer à ce sujet dans quelques développements, afin que l'on puisse juger en pleine connaissance de cause.

Mais avant, qu'il me soit permis de réfuter une opinion trop généralement accréditée peut-être. Beaucoup de personnes affectent de croire que l'homœopathie ne consiste que dans l'emploi des doses infinitésimales. C'est là une erreur manifeste. On peut être parfaitement homœopathe, tout en faisant usage de médicaments à doses massives. Nos confrères américains en donnent tous les jours la preuve. Et nous avons pareillement au milieu de nous quelques-uns de nos confrères français qui agissent de même. C'est qu'en effet ce qui constitue l'essence, j'allais dire le *dogme* de l'homœopathie, c'est avant tout la loi de similitude basée sur l'expérimentation pure. Le reste est une affaire de mesure et de pratique, ou, pour continuer ma comparaison, une question de *discipline* qui peut être interprétée de façon variable sans grand inconvénient. Chacun comprend à sa manière l'application de la loi posée par Hahnemann. — Il est vrai cependant que la très-grande majorité des médecins homœopathes considère que les doses infinitésimales répondent beaucoup mieux aux conceptions du maître, que n'en pas faire usage est se priver volontairement d'un moyen plus prompt et plus sûr d'obtenir la guérison des maladies. Mais ils reconnaissent parfaitement aussi que, pourvu qu'ils soient donnés conformément aux indications que fournit la loi de similitude, les médicaments homœopathiques peuvent être employés à dose massive et produire néanmoins d'excellents effets, bien supérieurs, en tout cas, à ceux que l'on obtient avec les traitements préconisés par la vieille école. — Ceci bien entendu, poursuivons notre étude.

Or, voici comment on procède à la préparation de nos médicaments. Pour les substances du règne végétal, les pharmaciens obtiennent ce qu'ils appellent la *teinture-mère*, en mêlant le suc des plantes avec partie égale d'esprit-de-vin ou alcool pur. Ils se servent d'ailleurs de procédés spéciaux qui leur permettent d'avoir toujours des produits d'une grande pureté. C'est avec cette teinture-mère que l'on préparera ensuite la série des atténuations liquides ou *dilutions*.

Quant aux substances minérales ou animales, on les prépare à l'aide de la *trituration*. Cette opération consiste à broyer ou triturer dans un mortier la substance dont s'agit, avec quatre-vingt-dix-neuf fois son poids de sucre de lait en poudre. Lorsque l'opération a duré quelque temps, de façon à ce que toutes les molécules soient bien mêlées et forment un tout homogène, on a la première trituration. La seconde s'obtient en broyant de même une partie de la première avec quatre-vingt-dix-neuf parties de sucre de lait. Et ainsi de suite. On voit que chaque trituration se trouve avec la précédente dans le rapport de 1 à 100.

On procède d'une façon analogue, pour les dilutions liquides. On prend, par exemple, une partie de teinture-mère que l'on mêle avec quatre-vingt-dix-neuf parties d'alcool pur : on fait subir au mélange un certain nombre de secousses ou succussions, et l'on obtient ainsi la première dilution. Pour avoir la seconde, on prend une partie de la première, on la mêle avec quatre-vingt-dix-neuf parties d'alcool et l'on secoue de même. On opère de la sorte indéfiniment, jusqu'à la trentième dilution. Ici encore, on le voit, le rapport de chaque dilution est avec la précédente : : 1 : 100. — On se sert en général, pour ces diverses opérations, de fioles contenant cinq grammes de liquide.

Si l'on veut conserver les préparations homœopathiques à l'état sec, on peut employer les triturations en poudre, ou encore les globules. Ceux-ci sont constitués par du sucre de lait pur. On les imbibe avec la dilution que l'on veut obtenir : et comme le sucre de lait est insoluble dans l'esprit de vin, on laisse ensuite sécher isolément ces globules quand ils ont été assez imprégnés. Ils conservent à leur surface une quantité de substance médicamenteuse suffisante pour les usages homœopathiques. Ces globules sont utilisés dans les diverses potions ordonnées par le médecin. Ils sont parfaitement solubles dans l'eau, à laquelle ils abandonnent alors tout le principe médicamenteux dont ils sont imprégnés.

Dans la pratique, ces médicaments sont dispensés ainsi qu'il suit : Dans une fiole contenant une quantité variable d'eau distillée ou très-pure (de 100 à 200 grammes environ), on met quelques gouttes de la substance en dilution, ou quelques centigrammes de sa trituration; ou enfin si cette même substance est à l'état globulaire, de deux à dix globules; toujours, bien entendu, en suivant l'échelle des atténuations prescrites par le médecin. Le malade en prend une ou plusieurs cuillerées, suivant qu'il lui est prescrit. D'autres fois les globules sont administrés à l'état sec sur la langue. Mais ce sont là des questions de détail qui ne sauraient avoir leur place ici.

Maintenant, Monsieur, les préparations homœopathiques et la manière de les appliquer n'ont plus de secret pour vous. Je ne me dissimule en aucune façon combien ces errements diffèrent de tout ce qui s'était fait jusqu'à Hahnemann et de ce qui se pratique encore dans l'école dite officielle. Je comprends l'étonnement et même jusqu'à un certain point le sentiment d'incrédulité que

peut provoquer tout d'abord cet exposé. Ces senti-
ments furent à une autre époque les miens et ceux
de bien d'autres aussi, qui ont dû cependant,
comme je l'ai fait moi-même, se rendre plus tard
à l'évidence des faits. J'ose espérer qu'il en sera
de même pour vous. Aussi je vous demande,
non pas de me croire sur parole, mais seulement
de réserver votre jugement jusqu'à ce que nous
ayons terminé cette étude. Vous pourrez alors vous
faire une opinion avec connaissance de cause.

Il était aisé de prévoir qu'une doctrine médicale
qui s'annonçait et s'affirmait de la sorte ren-
contrerait nécessairement des contradicteurs. Le
maître dut avoir contre lui, dès le principe, tous
ceux, et ils sont toujours nombreux ceux-là, qui,
béatement assoupis sur les lauriers de leur jeu-
nesse, n'admettent pas qu'un progrès quelconque
ait jamais pu se réaliser en dehors d'eux ou depuis
eux. Il eut encore pour adversaires, et ceux-ci
plus sérieux, les hommes, intelligents sans doute
et d'une sincérité qu'il serait de mauvais goût de
contester, que l'exposé de la nouvelle doctrine
étonnait et troublait. Puis vint la secte des
gouailleurs, gens qui généralement ne croyant à
rien, affectent de supposer qu'il n'existe chez personne aucune conviction sincère, et par suite

tournent tout en plaisanterie et en ridicule. Il faut convenir au surplus qu'ici ils purent avoir beau jeu ; car pour ceux qui, n'examinant jamais que la superficie des choses, n'y cherchent qu'un côté drôlatique et n'ont jamais su ce que c'était qu'approfondir une question, pour ceux-là surtout le système hahnemannien n'était pas sans prêter à première vue et par certains côtés le flanc à la plaisanterie, notamment en ce qui a trait aux doses infinitésimales. Ce fut en effet contre ce mode d'emploi de nos médicaments que tous, gens raisonnables aussi bien que les autres, s'élevèrent dès le principe avec une vigueur et une énergie peu communes. Et maintenant encore, la question du globule homœopathique conserve le privilége peu enviable de provoquer plus que tout le reste une polémique ardente, passionnée et souvent acrimonieuse.

Jusqu'ici, je n'ai guère fait autre chose qu'exposer la doctrine homœopathique. Et pour résumer ce qui a été dit à ce sujet, nous avons vu que la grande réforme médicale des temps modernes procédait de l'expérimentation pure, sur l'homme sain, des substances employées chez le malade à l'état de médicament. Nous avons vu que Hahnemann déduit de cette étude la loi de similitude, l'unité de médicament, et enfin l'application des doses infinitésimales.

Mais cette simple exposition ne saurait suffire. Il faut maintenant établir la légitimité des idées émises par le maître. Loin de moi la pensée de décliner le débat et d'éviter la discussion sur ces graves questions. Je me propose, au contraire, de les aborder de front et de répondre à chacune des objections que l'on soulève le plus hardiment contre la doctrine homœopathique en général, et plus particulièrement contre l'emploi des doses infinitésimales. — Ce sera l'objet des lettres qui vont suivre.

HUITIÈME LETTRE

Beaucoup de personnes répugnent à admettre l'efficacité des doses infinitésimales. Les unes ne sauraient donner de leur refus de croire d'autre motif qu'une instinctive et immuable incrédulité. A ceux-ci il n'y a rien à répondre : leur parti est bien pris, bien arrêté, et les démonstrations de la plus écrasante évidence ne parviendront pas à modifier leur opinion, si toutefois on peut appeler ainsi le fait de se cantonner invariablement dans une idée fixe, sans savoir pourquoi. On leur a dit que l'homœopathie n'avait pas le sens commun : c'est désormais pour eux une cause entendue.

Nous agirons avec eux de réciprocité, et nous ne chercherons pas à convaincre des gens résolus d'avance à ne pas nous écouter. A quoi bon !

Mais parmi nos adversaires, il en est qui sont gens sérieux, et qui, habitués à raisonner leur opinion, motivent leur incrédulité. Aussi les objections qu'ils nous adressent méritent-elles toute notre attention.

Préalablement à toute objection, on allègue contre nous une impossibilité matérielle et physique. Sous prétexte que chaque dilution est à la précédente : : 1 : 100, il s'est trouvé des savants qui ont assuré que, pour arriver jusqu'à la 30e dilution, il faudrait une masse de liquide dont le volume dépasserait celui de notre système planétaire. Des mathématiciens d'un grand mérite, paraît-il, ont entrepris de démontrer cette proposition, et, s'il fallait en croire nos adversaires, ils y seraient parvenus à notre plus grande confusion. Nous voici donc en mésintelligence et en complet désaccord avec les sciences dites exactes.

Monsieur, c'est une bien belle chose que les mathématiques. Mais encore est-il qu'il ne faudrait point trop en abuser, et surtout ne pas s'efforcer de leur faire exprimer des choses contraires au bon sens. Si vous voulez bien vous souvenir de

ce que je vous disais dans ma dernière lettre, il
vous sera facile de reconnaître l'inanité de cette
querelle préjudicielle. Cependant, quand on voit
des personnages qui ont un nom dans la science,
prétendre, par exemple, que pour pouvoir élever
un médicament à la 30e dilution, il faudrait un
volume de liquide représenté par une sphère s'é-
tendant de la Terre à Neptune, on se demande si l'on
doit prendre au sérieux de pareilles..... assertions.
La vérité est que pour accomplir cette opération,
cent cinquante grammes de liquide suffisent, pas
davantage. C'est ce qu'explique et démontre parfaitement M. le professeur Imbert-Gourbeyre dans
ses *lectures publiques sur l'homœopathie.* Vous
me saurez gré, sans doute, de vous citer ici son
exposition si claire et absolument irréfutable.

« Eh bien, Messieurs, voulez-vous savoir à quoi
» se réduisent ces quantités de liquide nécessaires
» aux dilutions, que l'on a comparées à l'eau de
» la Seine, de la mer Noire, de l'Océan, et même
» à l'ensemble incommensurable des mondes?

» Toute l'eau de la mer Noire que l'on dit
» nécessaire pour faire la 11e dilution, se réduit
» à un tiers de verre, à 55 grammes d'eau, par la
» simple raison qu'on n'emploie à chaque dilu-
» tion que 5 grammes de liquide, comme je

» viens de vous le faire voir, et par la simple
» raison encore que 11 fois 5 grammes ne font
» que 55 grammes.

» Ces 240,000 soleils remplis d'eau qu'il fau-
» drait employer pour la 20e dilution, se rédui-
» sent à 100 grammes d'eau, ce qui ne fait pas
» même un verre, parce que dans tous les pays
» éclairés par ces soleils, 5 fois 20 font 100 et
» pas davantage.

» Cette quantité d'eau incommensurable, que
» l'on a comparée à l'ensemble des mondes, et
» qui, d'après les adversaires de l'homœopathie,
» devrait être employée pour arriver à la 30e
» dilution, savez-vous encore à quoi elle se ré-
» duit? A ce verre d'eau dans lequel j'ai mesuré
» exactement 150 grammes, et toujours par la
» même raison arithmétique, parce que 30 fois
» 5 grammes d'eau employés à chaque dilution
» ne donnent que 150 gr. de liquide. Et voilà
» comment tous ces fleuves, toutes ces mers,
» tous ces mondes imaginés par les hauts et petits
» barons de la science viennent se noyer dans
» un verre d'eau. »

On ne saurait mieux dire. — Arrivons maintenant aux objections proprement dites.

D'abord, dit-on, la matière n'est pas divisible à

l'infini, ce que paraissent supposer les dilutions homœopathiques. Par conséquent, au-delà des premières atténuations, il ne doit plus rien rester du médicament primitif. Par conséquent encore, ces atténuations ne sont qu'un vain mot et doivent être nécessairement inertes. D'ailleurs, en supposant, par impossible, qu'il pût rester quelque chose de la substance première, comment expliquer jamais que de pareilles quantités puissent avoir une action quelconque? Telle est, en résumé, si je ne me trompe, l'argumentation de nos adversaires. Essayons d'y répondre.

Vous prétendez que la matière n'est pas divisible à l'infini. Qu'en savez-vous? C'est là de votre part une assertion pour le moins gratuite, et qu'il vous serait difficile de prouver. Mais, en admettant même qu'il en fût ainsi, la difficulté ne serait que reculée, car il faudrait encore montrer à quel point exactement s'arrête cette aptitude à la divisibilité, chose qui n'a point encore été faite, que je sache. Au surplus, cela même importe peu, les homœopathes n'ayant jamais prétendu que la matière fût divisible à l'infini. La seule assertion qui nous paraisse incontestable, c'est que l'on peut diviser la matière *indéfiniment.* Si petite que soit une parcelle, une molécule, comme on dit en langage scientifique, vous pouvez toujours, au moins par la pensée, la diviser en plusieurs parties ; et nul ne saurait affirmer que dans la pratique il ne puisse en être ainsi. Il n'est donc pas absurde d'admettre par exemple, que si vous faites dissoudre un centigramme de sel dans 100 gr. d'eau, chaque gramme contiendra la centième partie de la substance saline, soit ici un dix millième de gramme. Si, prenant un gramme de cette solution, vous le mêlez à 100 gr. d'eau pure, et que vous continuiez indéfiniment cette opération, en noyant toujours chacune des solutions dans 100 gr. d'eau pure, personne n'est en droit d'affirmer que telle ou telle atténuation ne contient pas en puissance la substance première. Assurément, ce n'est là qu'un pur raisonnement sans preuve positive. Mais, outre qu'on ne peut nous opposer ici aucune preuve contraire, nous pouvons, nous, démontrer péremptoirement et pour ainsi dire mathématiquement ce que nous avançons, à savoir l'existence de la substance médicamenteuse primitive jusque dans des dilutions assez élevées. Aujourd'hui, en effet, grâce aux belles expériences de la décomposition de la lumière par la pile de Bunsen, on parvient à retrouver, par l'analyse spectrale, les raies indicatrices des substances jusqu'à la 7e dilution, c'est-à-dire au trillionième. Or, si l'on peut démontrer dès maintenant qu'il y a quelque chose dans la 7e dilution, je demande sur quoi l'on pourrait s'appuyer pour affirmer qu'il n'y a rien dans les dilutions plus élevées. Notre excellent confrère et ami le docteur Ch. Ozanam, auquel on doit une partie de ces découvertes, et qui a mis à l'étude de ces questions tout le zèle et la consciencieuse ardeur que nous lui connaissons, a obtenu à cet égard des résultats surprenants. De ses recherches, consignées dans l'*Art médical*, il résulte qu'il a retrouvé un trois millionième de milligramme de sodium, un cinq billionième de milligramme de lithium, quantités qui équivalent aux cinquième et sixième dilutions. Les choses en sont là aujourd'hui. Mais cette démonstration victorieuse, qu'il eût été impossible de donner il y a quelques années, n'en restera pas là ; elle sera vraisemblablement poussée plus loin à mesure que les moyens d'investigation dont nous pouvons disposer se perfectionneront davantage. Tel qu'il est néanmoins, ce résultat paraît déjà assez satisfaisant, puisque nous sommes dès maintenant en état de prouver l'existence réelle de la substance première jusqu'à une atténuation assez avancée dans l'échelle posologique. Cette démonstration paraît d'ailleurs devenir tous les jours plus facile. Ainsi M. Jahr nous apprend qu'un chimiste allemand a constaté, à l'aide de l'appareil de Marsh, la présence de l'arsenic à la 30e dilution. Frappé de ce fait, M. Jousset livra ici à un chimiste distingué un flacon de la 6e dilution d'arsenic qui fut soumis à l'appareil de Marsh. Une seule expérience a suffi pour développer sur un morceau de porcelaine deux anneaux spécifiques décelant la présence de l'arsenic. Ces anneaux, je les ai vus. Une jeune femme, citée par M. Rafinesque, percevait le goût du phosphore à la 12e dilution. Une autre, dont parle M. Gonnard, avait dans la bouche le goût d'*œufs punais* quand on lui donnait le soufre à la 30e. Dans ces deux cas, les médicaments furent changés diverses fois à l'insu des malades qui ne retrouvèrent la sensation première que quand on revint à la substance qui l'avait d'abord provoquée. Des faits de cette nature ne sont pas absolument rares, et nous pourrions relater d'autres exemples à l'appui de ce que nous avançons. Je sais bien que ces faits, rapportés par des homœopathes, n'ont pas, aux yeux de certaines gens pour lesquels nous sommes toujours des gens sans aveu, toute l'authenticité désirable. Mais ce n'est pas pour ces personnes-là que j'écris. Il n'y a pas, en effet, de discussion possible avec des adversaires que l'on n'estime pas.

En dehors de la question qui nous occupe, on voit tous les jours les chimistes arriver à des résultats étonnants, au point de vue de la divisibilité indéfinie de la matière. Pour ne citer que ce fait, on a pu diviser *un centigramme* de cuivre en 3,326,400,000 parties appréciables. Une expérience de Thompson, citée par M. Ozanam, prouve que l'on peut pareillement trouver dans *un centigramme* de nitrate de plomb 100,000,000,000 de parties appréciables.

Il me paraît inutile de multiplier ces exemples. La preuve de la divisibilité indéfinie de la matière est faite pour quiconque n'a pas la résolution bien arrêtée de nier ce fait. Et s'il est vrai que cela soit, on n'est guère plus autorisé à nier l'action des infinitésimaux sur l'organisme. Je n'en veux pour preuve, au surplus, que les données fournies par les allopathes eux-mêmes. Si en effet je veux suivre mes adversaires sur le terrain où il leur convient de se placer, je prétends qu'ils reconnaissent implicitement l'action sur l'organisme de certains agents impondérables. N'entend-on pas dire tous les jours que telles affections, souvent épidémiques, résultent de l'action sur l'organisme de certains miasmes répandus dans l'atmosphère? Or, ces miasmes, peut-on bien dire ce que c'est? Qui donc les a vus, palpés, analysés, pesés? Cependant on admet leur existence en raison des effets qu'on leur attribue. Donc, d'après les allopathes eux-mêmes, il y a des agents impondérables qui produisent des effets réels. Autre exemple. Il existe des venins et des virus qui déterminent dans l'organisme des désordres considérables, des maladies constitutionnelles, quelquefois même la mort; or, qui a pu déterminer jusqu'à présent la quantité exacte en deçà ou au delà de laquelle ces agents cessent de faire sentir leur pernicieuse influence? — Voyons encore ce qui se passe quand on fait usage des eaux minérales. On sait que quelques sources produisent des effets hors de toute proportion avec les doses pondérables de la substance médicamenteuse qu'elles contiennent; dans quelques-unes même on n'a pu découvrir rien qui donnât la raison des effets produits, même en mettant en usage les moyens à l'aide desquels on a reconnu dans les dilutions homœopathiques la présence très-appréciable de médicament. Je sais bien qu'on croit s'en tirer en disant que dans ces cas ce sont des phénomènes d'électricité qui se produisent. Mais si cela est, on ne ferait encore que reculer la difficulté ; car l'électricité étant un agent absolument impondérable, nous demeurons toujours en droit d'affirmer, en présence de ces faits, que des effets parfaitement appréciables peuvent résulter d'une cause dont l'essence même a échappé jusqu'à ce jour aux plus puissantes et aux plus subtiles investigations. Dès lors, sur quoi peut-on s'appuyer pour refuser aux médicaments à dose infinitésimale la vertu de guérir ?

Ainsi, Monsieur, rien ne démontre que la matière ne soit pas indéfiniment divisible. Par conséquent, les dilutions homœopathiques les plus élevées peuvent parfaitement contenir les parcelles médicamenteuses. Le fait est même prouvé d'une façon irréfragable pour bon nombre de substances. Nous avons vu pareillement que les allopathes eux-mêmes reconnaissaient souvent la puissance des infinitésimaux, puisqu'ils considèrent les miasmes et les virus, même très-dilués, comme pouvant produire des effets incontestables et palpables. — C'était tout ce que je tenais à établir aujourd'hui.

NEUVIÈME LETTRE

Une autre objection que l'on croit bien embarrassante est celle-ci : en admettant que la substance médicamenteuse existe réellement dans les dilutions élevées, il reste encore à expliquer comment des doses si minimes pourraient produire des effets appréciables. Cette explication manquant, l'action des doses infinitésimales ne saurait être admise.

Eh bien, Monsieur, si formidable qu'elle paraisse à première vue, cette objection ne saurait résister à un examen sérieux. Réfléchissez, en effet, à ce qui se passe tous les jours autour de nous. Il y a une foule de choses que nous voyons et touchons du doigt, que nous sommes par conséquent bien obligés d'admettre, et que cependant nous n'avons jamais pu comprendre ni expliquer. Savons-nous seulement ce que c'est que la vie et la mort? Pouvons-nous dire ce que c'est que le temps et l'espace, et définir leurs limites? Connaissons-nous le mystérieux travail qui chaque année fait germer et croître les plantes qui couvrent le sol? Et pour ne point aller chercher nos exemples parmi les faits généraux, rentrons, si vous le voulez, dans le sujet qui nous occupe. Est-ce que nos honorables adversaires les allopathes ont jamais expliqué pourquoi l'opium fait dormir, pourquoi le café agite, pourquoi telle substance donne la mort et telle autre, au contraire, ramène la vie prête à s'éteindre? Il n'est pas téméraire d'affirmer que le savant qui donnera la clef de ces petits mystères et de bien d'autres est encore à trouver. En réalité, il faut bien le reconnaître, le pourquoi de chaque chose nous échappe constamment, et il est peu probable que nous puissions le connaître jamais. Je me suis contenté de citer quelques exemples; mais il est à peine nécessaire de remarquer que j'aurais pu les multiplier. Cependant personne n'a jamais mis en doute la réalité de la vie et de la mort; tout le monde constate que la végétation se renouvelle chaque année; chacun reconnaît aisément et peut éprouver journellement sur soi-même les effets de l'opium et du café. Ainsi du reste. Or, Monsieur, voilà des faits aussi incontestables qu'inexpliqués. Que diriez-vous cependant de celui qui nierait ces choses sous prétexte qu'il n'en connaît pas l'essence, ou parce qu'elles ne lui sont pas suffisamment expliquées? Autant nier la lumière du soleil, parce que l'on ne sait pas exactement quelle en est la nature. On pourrait aller loin en continuant de raisonner de la sorte. La vérité est que la manie de vouloir toujours tout expliquer, manie érigée aujourd'hui en système

par une certaine école, est une prétention des
moins justifiables, sans compter que nous serions
ainsi amenés fatalement sur la pente d'un in-
curable scepticisme. Si, en effet, nous n'admettons
et ne croyons plus que des choses dont nous savons
le dernier mot, il nous faudra bientôt faire table
rase de toutes nos connaissances et de nos
croyances. Ce n'est pas à ce but que tendent, j'en
suis persuadé, ceux qui nous combattent. Mais
alors il leur faut donc bien admettre, eux aussi,
une foule de faits et de phénomènes dont ils ne
sauraient, après tout, donner une explication satisfaisante. Notamment en ce qui concerne l'action
des médicaments, même à dose massive, nous
avons vu qu'il leur est absolument impossible de
fournir la solution du problème. Pourquoi donc
auraient-ils le droit de se montrer avec nous plus
exigeants qu'ils ne le sont pour eux-mêmes?
Pourquoi deux poids et deux mesures?

Vous voyez, Monsieur, à quoi se réduit, en fin
de compte, cette objection si terrible. Pour moi
je reconnais sans difficulté que, pas plus que les
allopathes, nous ne pouvons donner une explication
inattaquable de l'action de nos doses infinitésimales. Je sais bien que plusieurs théories ont été
émises à ce sujet. Les uns prétendent avec Hahne-

mann que les triturations et les succussions communiquent aux substances ainsi manipulées une force particulière, un *dynamisme* spécial; d'autres pensent que les dilutions agissent indéfiniment, à la manière d'un ferment.... Je pourrais citer d'autres opinions. Mais je m'arrête dans cette énumération qui pourrait devenir fastidieuse, et je répète encore une fois que tout cela n'a rien qui satisfasse mon esprit. J'éprouve d'autant moins d'embarras à faire cet aveu, qu'au fond cette démonstration est complétement inutile. La question ne doit pas s'agiter sur ce terrain. Il ne s'agit pas en effet d'expliquer comment agissent nos médicaments, mais bien de savoir si, oui ou non, leur action est réelle. Tout est là. C'est donc une question de fait que nous avons à vider; et je ne sache pas qu'aucune théorie ni aucune objection puissent prévaloir contre des faits rigoureusement démontrés. Sur ce terrain, nous sommes bien forts. J'espère en effet vous faire voir preuves en mains que, partout où nous sommes appelés, nous obtenons avec nos médicaments, même à dose infinitésimale, des succès nombreux et véritablement étonnants, surtout si l'on compare nos statistiques à celles de nos adversaires Ici les preuves abondent et ont une telle évidence, qu'on se demande comment il est possible à des hommes honorables et éclairés de les récuser. Vous pourrez en juger vous-même en lisant ma prochaine lettre.

DIXIÈME LETTRE

Abordons maintenant, Monsieur, le domaine des faits. Ceux-ci parlent en notre faveur d'une façon tellement péremptoire, que nos adversaires, n'osant nier ces témoignages, cherchent du moins à en atténuer la portée, ou bien leur imposent une interprétation conforme à leurs désirs. Nous verrons comment il convient d'apprécier cette façon de procéder. Actuellement il s'agit d'établir les faits sur lesquels nous nous appuyons.

La démonstration la plus éclatante du succès ou des mécomptes d'une doctrine se tire généralement de la pratique des hôpitaux. Là, en effet, pas d'illusion possible; les faits parlent d'eux-mêmes à ceux qui veulent les voir et les contrôler. Examinons donc ce qui se passe là où les adeptes de l'homœopathie ont pu avoir à leur disposition des hôpitaux dont il était facile de vérifier les statistiques. A cet égard, M. Léon Simon nous apporte dans ses conférences de précieux renseignéments, que nous pouvons d'ailleurs compléter en puisant aux mêmes sources que lui. Je vais être obligé de manier des chiffres, besogne bien aride, mais nécessaire ici.

Voyons d'abord ce qui se passe à l'étranger. A Saint-Louis (Etats-Unis d'Amérique), il existe un hôpital mixte. Dans le service homœopathique, sur 169 malades atteints des affections les plus graves, typhus, diarrhée, dyssenterie, fluxions de poitrine, il y a eu 167 guérisons, soit 1 mort sur 84 malades. — Dans le service dirigé par les allopathes, sur 169 malades traités, il n'a été obtenu que 90 guérisons, ce qui donne à peu près 1 mort sur 3 malades. Ces chiffres sont éloquents.

En Allemagne, nous avons la statistique de quatre hôpitaux, ceux de Gumpendorf, Kremsier, Linz et Nechanitz, pendant quatre années. Sur 9,618 malades admis pendant ce laps de temps, on a obtenu 9,096 guérisons, et l'on a perdu 522 malades, ce qui donne une mortalité de 5 40 0/0.

A Londres, il existe pareillement un hôpital homœopathique, dont la statistique pendant quatre années indique une mortalité de 3,35 % seulement.

Soit donc pour les hôpitaux allemands et anglais une moyenne de 4,50 % environ.

Cependant, les relevés généraux de Valleix, à

l'hôpital Sainte-Marguerite, accusent une mortalité moyenne de 11,30 %; différence en faveur de l'homœopathie : 6,80 %.

En France, nous avons peu d'hôpitaux homœopathiques ; j'en expliquerai ailleurs les raisons. Je ne parlerai que pour mémoire de ce qui s'est passé à Bourgueil (Indre-et-Loire) et à Thoissey (Ain). A Bourgueil, il existe un hôpital homœopathique. Les résultats obtenus ont été tellement heureux que la commission administrative de cet hôpital a cru devoir exprimer par une délibération spéciale toute sa gratitude à MM. les docteurs Chauvet et Gérard, médecins dudit hôpital, ainsi qu'à M. le docteur Perrussel, qui avait bien voulu aider de ses conseils et de sa longue expérience ses confrères en homœopathie. — A l'hôpital de Thoissey, l'honorable docteur Gastier a appliqué l'homœopathie pendant seize ans, de 1832 à 1848. Nommé à cette époque représentant du peuple, il dut quitter cet hôpital qui rentra dès lors dans les conditions ordinaires. Mais les administrateurs ont constaté sur leurs registres que : « depuis l'entrée en fonctions
» de M. Gastier, le nombre des décès, relativement
» au nombre des malades admis à l'hospice, a été
» moindre qu'auparavant; que les dépenses en

» remèdes, en frais de pharmacie, ont été presque
» nulles, et que le service, devenu plus simple,
» plus facile, a été sensiblement allégé. »

Certes, voilà deux faits dont nous aurions bien
un peu le droit de nous prévaloir. Mais s'ils té-
moignent d'une confiance méritée dans l'homœopathie, je reconnais qu'aux yeux de certaines
personnes, ils ne sauraient paraître absolument
concluants, n'étant pas accompagnés de chiffres
qui permettent d'établir une statistique exacte.
Mais voici qui, je l'espère du moins, pourra satisfaire les plus difficiles.

A l'hôpital de Roubaix (Nord), le docteur Liagre
traita ses malades par la médecine allopathique.
Puis, frappé des avantages et des succès de la
médication homœopathique qu'il avait pu voir à
l'œuvre, notre honorable confrère se rallia à cette
méthode de traitement. Les résultats constatés
authentiquement ont été ceux-ci. Avec la médecine traditionnelle, M. Liagre avait une mortalité
de 19,26 %; elle fut seulement de 13 % avec
l'homœopathie en 1863 et 1864; et nous savons
que depuis lors, les résultats ont été encore plus
favorables. — Ajoutons, bien que cela n'ait pas
trait directement à la question, qu'en traitant ses
malades par la médecine homœopathique, le docteur

Liagre put en admettre 478 au lieu de 348, c'est-à-dire 130 de plus pour une année ; ce qui prouve incidemment que, si les guérisons sont plus nombreuses, elles sont encore obtenues plus promptement. Il me serait aussi facile de démontrer que notre traitement occasionne bien moins de frais que tout autre. Mais ceci n'est point notre affaire.

A Paris, les médecins homœopathes n'ont jamais pu obtenir un hôpital (1) ou au moins des salles où ils pussent traiter leurs malades. Et jamais, quoi qu'on en ait dit, aucun médecin homœopathe, connu pour tel, n'a pu arriver par le concours soit aux hôpitaux, soit à la Faculté de médecine. Si ce fait m'était contesté, j'aurais à faire sur ce point des révélations curieuses et non moins instructives. Un seul homme, Jean-Paul

(1) Au moment où cette lettre fut adressée à son destinataire, cette assertion était encore vraie. Elle ne l'est plus aujourd'hui, et il y a lieu de s'en féliciter. Tout récemment, les médecins homœopathes ont pu enfin obtenir l'autorisation de fonder *à leurs frais* des hôpitaux. Cette autorisation a été mise immédiatement à profit. Déjà un hôpital homœopathique est ouvert dans le quartier des Ternes (avril 1870). Un second se fonde en ce moment rue Saint-Jacques, en plein quartier des écoles. Mais il convient de remarquer que c'est l'initiative privée qui a tout fait.

Tessier, médecin des hôpitaux depuis longues années, tourné ensuite vers l'homœopathie par la direction sérieuse de ses études, put inaugurer dans ses salles un service homœopathique, ou du moins traiter homœopathiquement ses malades, ce qui n'est pas tout-à-fait la même chose. Bien qu'on ne s'y soit pas toujours prêté avec une extrême bonne grâce et qu'on ne lui ait pas épargné bien des tracasseries, on ne put cependant empêcher entièrement Tessier de suivre ses errements ; or, la statistique de ces travaux, dressée officiellement et qui d'ailleurs n'a jamais été contestée, nous apprend ceci : Tessier avait 100 lits. Pendant les années 1849 à 1851 inclusivement, il reçut 4,605 malades, sur lesquels il en perdit 399, soit une moyenne de 8,55 %. Pendant ces trois mêmes années et dans le même hôpital, Valleix, qui avait 99 lits, recevait 3,724 malades; il en perdit 401 ; la moyenne de la mortalité était donc ici de 11,80 %. Ainsi, avec l'avantage d'un seul lit, Tessier reçut 979 malades de plus, et en perdit 3 % de moins.

Les différences sont bien plus tranchées si nous portons notre attention sur le résultat comparativement obtenu dans quelques affections graves. Et pour ne point abuser de votre attention, prenons seulement pour exemple ce qui se passe pour la pneumonie ou fluxion de poitrine. En relevant les statistiques données par les médecins qu'on est convenu d'appeler les princes de la science, nous trouvons une mortalité moyenne de 25 à 26 %. Si, au contraire, nous faisons des recherches sur les mêmes sujets dans les statistiques des hôpitaux allemands désignés plus haut, et que nous y réunissions les recherches de Tessier et de M. Liagre sur le même sujet, nous trouvons une mortalité moyenne de 5,44 %, c'est-à-dire une différence de plus de 20 %. — Pareille étude sur la fièvre typhoïde donne des résultats analogues. — Le docteur Jousset a constaté de son côté une différence de 18 % dans la mortalité de deux épidémies de fièvre scarlatine traitées, l'une par l'allopathie, l'autre par l'homœopathie, et cela dans le même endroit.

Tels sont, Monsieur, les résultats que nous font connaître les statistiques officielles et authentiques. J'aurais pu multiplier ces exemples. Mais il faut savoir se borner. Aussi bien, en ai-je dit assez, je crois, sur ce sujet, pour convaincre tout homme de bonne foi.

Et maintenant, je reviens à mon idée première. La question n'est pas d'expliquer comment agissent les médicaments homœopathiques, mais de savoir si oui ou non ils agissent. Cette question, vous pouvez maintenant la résoudre : les faits parlent. Et cela est si vrai, si évident, que nos adversaires eux-mêmes n'osent plus trop amener la question sur ce terrain. Ils se contentent de prétendre vaguement que l'homœopathie décline de jour en jour, et ils paraissent se réjouir à la pensée de pouvoir assister bientôt à ses funérailles. Ou bien, ils cherchent à expliquer à leur manière les faits inéluctables que nous leur opposons, et ils s'efforcent de donner à ce sujet des interprétations qui ne laissent pas quelquefois que d'être réjouissantes. — Nous examinerons tout cela dans nos prochaines lettres.

ONZIÈME LETTRE

Pendant les premières années où l'homœopathie commençait à s'affirmer, on tournait volontiers en dérision ses adeptes. Comme ils étaient alors nécessairement peu nombreux, on se fondait sur cette circonstance pour déclarer que la doctrine d'Hahnemann, partage de quelques illuminés sans valeur, n'était pas née viable. On ne manqua pas, dès ce moment, de prédire au commencement de chaque année que l'homœopathie n'en verrait pas la fin, et l'on se donnait volontiers rendez-vous à ses funérailles. Cette pensée faisait pâmer d'aise les champions de l'école officielle, et paraissait leur donner une confiance et un courage qui ne se sont pas toujours soutenus depuis, et pour cause. Qu'ils aient été ou non de bonne foi en parlant ainsi, c'est ce que je n'ai pas à examiner ici. Toutefois, en me rappelant toute cette vaillantise, je ne puis m'empêcher de songer à ces poltrons qui chantent la nuit dans les bois pour se donner du courage et tâcher de se persuader à eux-mêmes qu'ils n'ont pas peur.

Du reste, Monsieur, on ne saurait assez remarquer combien ont la vie dure les gens dont on attend, disons le mot, dont on désire la mort. Ils semblent mettre une certaine coquetterie à narguer le destin ; on les voit se cramponner à l'existence avec acharnement, et, par une amère ironie du sort, survivre quelquefois à des héritiers qui avaient compté sur leur succession. Pareille chose pourrait bien arriver pour la doctrine que j'essaie de défendre ici. Il y a si longtemps que l'on annonce sa fin comme prochaine, que cette agréable facétie, périodiquement renouvelée, commence véritablement à manquer de sel ; d'autant que, plus nous allons, moins la prophétie paraît devoir se réaliser. C'est sans doute pour cela que nous voyons nos adversaires moins tranchants dans leurs affirmations. Néanmoins, ils prétendent toujours, bien que plus timidement, que nous sommes en décadence et que nous perdons du terrain. Eh bien ! interrogeons les faits, car c'est toujours là qu'il faut en venir, et nous verrons ce qu'il conviendra d'en conclure.

Ici, Monsieur, je me vois encore forcé de recourir aux chiffres ; mais, outre que je serai aussi sobre et bref que possible, je m'efforcerai de n'avoir plus à y revenir.

Je vous ai déjà expliqué que l'homœopathie, née avec Hahnemann, ne comptait que quelques années d'existence. Encore convient-il de reconnaître que, pendant les premières années qui suivireut sa découverte, le maître songea moins à former des disciples qu'à contrôler ses propres travaux. Quoi qu'il en soit, lorsque, plus tard, les homœopathes eurent entrepris leur mission, ils éprouvèrent plusieurs fois le désir bien légitime de se compter. Or, en 1843, ils étaient 990 en Europe et en Amérique. Vingt ans plus tard, en 1863, on en comptait 3,450. Ce nombre s'est encore accru depuis dans une large proportion.

Il résulte, en effet, des documents émanés de la 21ᵉ session de l'institut homœopathique américain, tenue en juin 1868 à Saint-Louis, que les Etats-Unis seuls comptent environ 3,000 médecins homœopathes. — Si c'est là de la décadence, je le veux bien. Mais combien n'auraient pas de plus grande ambition que de décliner de la sorte !

Il y a quelques années (1858), M. le curé de la paroisse Saint-Laurent, à Paris, fonda un dispensaire où les malades pouvaient se présenter et choisir à leur gré le genre de médication qui leur convenait, le service étant fait alternativement par des allopathes et des homœopathes. Or, qu'est-il arrivé ? Au bout de neuf mois, 28 personnes seulement avaient réclamé les conseils des médecins allopathes, et 505 s'étaient présentées aux consultations des homœopathes. Les choses en arrivèrent au point que les premiers, se voyant complétement négligés par la clientèle, finirent par prendre le parti de se retirer. Six ans plus tard, ce dispensaire donnait 3,000 consultations homœopathiques. — Nouveau signe de décadence !

Paris possède encore plusieurs dispensaires homœopathiques gratuits. Tous sont dus, bien entendu, à l'initiative privée. Vous allez voir encore ici comment les choses ont été en diminuant. En 1856, on donnait déjà dans ces dispensaires 21,218 consultations. En 1864, et malgré la fondation d'établissements analogues très-fréquentés pareillement, mais dont nous n'avons pas le chiffre exact, ces dispensaires ont donné 74,076 consultations. Actuellement, on est à environ 80,000 par année. Pour une doctrine qui tend à disparaître, il faut convenir que ce n'est pas trop mal. — Remarquons, en passant, que ces consultations sont données à des personnes appartenant aux classes les moins aisées; ceci pour répondre incidemment à ceux qui prétendent que les gens riches seulement ont recours à l'homœopathie, par caprice d'ailleurs et pour satisfaire une fantaisie. Il appert donc évidemment de tout ceci que notre pratique est recherchée par les grands comme par les petits, par les riches comme par les pauvres ; en un mot, par toutes les classes de la société. Je le demande à tout homme de bonne foi, est-ce là décliner, sont-ce là des signes de décadence ?

Oh ! ce n'est pas qu'on n'ait tout essayé pour nous faire disparaître. Et quand on connaît l'histoire des grandes et petites persécutions dont nous avons été l'objet, les obstacles qu'on nous a suscités, les tracasseries sans nombre dont on nous a gratifiés, il est permis, je crois, de se demander quel esprit animait ceux qui se conduisirent ainsi. On a quelque peu le droit de douter que le seul amour de la science et de la vérité ait suscité tant de zèle. Vous en jugerez.

Il existe actuellement à notre connaissance 39 hôpitaux dans lesquels l'homœopathie peut s'exercer. Sur ce nombre, 31 sont consacrés exclusivement au traitement homœopathique; dans les huit autres, les malades ont le choix entre les deux systèmes. Ces établissements sont dus à la munificence des gouvernements ou à la générosité des particuliers. Il y en a en Amérique, cela va sans dire; c'est la terre classique de la liberté. Il y en a en Angleterre, en Autriche, en Portugal, en Russie, etc. Vous vous attendez sans doute à ce que la France, qui marche toujours en tête des idées de progrès, possède un nombre notable de ces établissements ; vous supposez que Paris, ce phare lumineux des nations, s'est empressé de donner à la plus grande découverte médicale des temps modernes une large et généreuse hospitalité. Eh bien, Monsieur, je suis forcé, bien à regret, de vous détromper. Il n'existe en France que 3 hôpitaux homœopathiques, et pas à Paris, bien entendu. Partout où la haute influence de l'école officielle a pu se faire sentir, l'homœopathie n'a pas eu la possibilité de se développer librement. C'est donc dans les petites localités, là où quelque initiative est laissée aux influences locales, que nous avons pu trouver un refuge. Cependant, je le sais, au moment où j'écris, un hôpital homœopathique se bâtit à Lyon. Il est bien entendu que cet établissement ne devra rien qu'à la générosité des particuliers et à l'initiative des médecins homœopathes de Lyon. Ce qu'il leur a fallu surmonter d'obstacles pour en arriver là est inimaginable. Mais du moins sont-ils arrivés. Quant à Paris, ce foyer de lumières, non seulement les homœopathes n'ont jamais pu y obtenir un service d'hôpital, non seulement la voie des concours leur a été brutalement fermée, mais encore il leur a été jusqu'aujourd'hui impossible d'obtenir l'autorisation d'élever, *à leurs frais*, un hôpital où ils puissent mettre en pratique leur doctrine. Ainsi, pendant que l'homme aisé peut choisir le mode de traitement qui lui convient, la même faculté est refusée à celui que son dénuement force à recourir aux soins hospitaliers. Celui-ci est obligé de subir, qu'il le veuille ou non, des soins qui ne lui agréent pas toujours. Nous sommes ainsi en retard sur l'Autriche et la Russie (1). Je consigne ici ce fait incroyable, mais trop réel; dans quelques années, j'espère, on pourra à peine croire qu'il ait jamais pu en être ainsi. A quoi cela tient-il, cependant? A ce que les gens qui représentent l'école officielle craignent sans doute la lumière. Il me paraît difficile de ne pas considérer ceci comme l'aveu d'une immense impuissance. Si, en effet, nos adversaires étaient bien convaincus de l'incontestable supériorité de leur doctrine et des moyens dont ils disposent, n'auraient-ils pas tout

(1) Bien que ces assertions ne soient plus exactes aujourd'hui, ainsi que j'ai eu soin de l'expliquer dans une note précédente (V. lettre 10e), je n'ai pas cru devoir modifier encore ici le texte primitif. D'abord, il y a si peu de temps, presque si peu de jours que justice nous a été enfin rendue de ce côté, que les réflexions émises ici conservent toute leur justesse et leur opportunité. D'autre part, il est bon de proclamer que si l'on a pu obtenir enfin ce à quoi l'on avait, après tout, rigoureusement droit, il a fallu attendre bien des années, et jusqu'au dernier moment lutter contre toutes les influences, plus ou moins officielles, liguées contre notre école. Loin de donner leur concours à une détermination libérale et de tenir à honneur d'en partager l'initiative, les représentants du passé sont restés jusqu'à la fin hostiles à cette mesure. Aussi serait-il naïf de leur en savoir gré.

à gagner et nous tout à perdre en provoquant ainsi
un débat public et contradictoire? Mais c'est et ce
sera l'éternelle erreur de tous ceux qui ont en main
la force, de croire que la compression pourra
jamais empêcher l'expansion d'une pensée lumi-
neuse ; le résultat qu'ils obtiennent est toujours
opposé à celui qu'ils espéraient. Il en sera de même
ici. Déjà bon nombre de personnes se demandent
pourquoi tant de prohibitions et de précautions
contre une doctrine pour laquelle on professe tant
de mépris. Le secret de ces procédés est bien
facile à trouver. On voudrait arriver à intimider,
à décourager par ces mesures iniques des adversaires pour lesquels on affecte souvent un profond
dédain. Mais, au fond, on sent l'inanité de tous
ces moyens, et l'on est beaucoup moins rassuré
qu'on voudrait le paraître. Ici les preuves abondent,
mais je me contenterai de citer les paroles sui-
vantes échappées, il y a quelques années, à l'un
de nos adversaires les plus autorisés : « L'homœo-
» pathie gagne du terrain : le flot monte, monte
» à vue d'œil... où allons-nous? où allons-
» nous? » (1)

(1) *Union médicale*, 5 février 1853.

Tout commentaire me paraît inutile. Et voilà, Monsieur, comment nous sommes en décadence!

DOUZIÈME LETTRE

Je vous ai dit, Monsieur, que plusieurs de nos adversaires, ne pouvant ou n'osant nier l'évidence, avaient pris le parti de ne plus contester nos statistiques. Réduits à reconnaître que dans bon nombre de cas, nos succès ne pouvaient plus être mis en doute, ils essayent du moins d'en diminuer l'importance. Et pour y parvenir, ils donnent des faits avancés par nous certaines explications qui, si elles étaient vraies, en atténueraient en effet singulièrement la valeur. Nous verrons ce qu'il faut en penser.

D'abord, selon les uns, si nous arrivons à obtenir quelques guérisons, ce n'est aucunement à l'aide des médicaments que nous employons, mais uniquement parce que nous soumettons nos malades à un régime sévère et rigoureux. — Voilà qui est bien trouvé. En supposant, ce que j'admets pour mon compte, que dans quelques cas légers, des soins d'hygiène bien entendue, accompagnés d'un régime rationnel, puissent suffire pour amener la guérison, tout ne serait pas encore dit. Il resterait encore à expliquer comment les choses s'arrangent lorsqu'il s'agit d'une affection grave. Ici, en effet, de deux choses l'une : ou le régime suffit pour amener la guérison, ou il ne suffit pas. Si vous admettez la dernière alternative, il faut donc reconnaître que nos médicaments ont une action réelle et véritable. Si, au contraire, la première hypothèse est la vraie, c'est-à-dire si le régime seul suffit pour amener la guérison, je demande à mes adversaires eux-mêmes de quel nom il convient de flétrir leur propre conduite. Ne les voit-on pas, en effet, tous les jours mettre en usage les moyens les plus violents, j'allais dire les plus cruels, pour obtenir un résultat auquel il eût été facile d'arriver à si peu de frais ? Est-on pardonnable d'employer les vésicatoires, les cautères, les moxas, les saignées plus ou moins fréquentes, de faire absorber à des malades des potions plus dégoûtantes les unes que les autres, en un mot leur faire subir un petit martyre, lorsqu'on a sous la main des moyens aussi simples que faciles de leur rendre la santé ? Mais si réellement le régime seul suffisait pour guérir nos malades, ce serait là une découverte bien plus belle que tout ce qui s'est fait depuis les temps les plus reculés jusqu'à nos jours. Et comme, en résumé, il n'y aurait là rien qui se rapprochât de l'homœopathie plus que d'aucune autre doctrine, nos honorables confrères n'auraient aucun scrupule, je veux le croire, à mettre en usage cette méthode à là portée de tous. Si donc ils agissent autrement, comme nous le voyons tous les jours, c'est que, sans doute, ils croient avoir pour cela d'excellentes raisons. Pour conclure d'une manière pratique, je crois vous avoir démontré que, le régime ne suffisant pas pour produire la guérison, il faut bien en faire honneur au traitement.

D'autres assurent que, quand nous guérissons, c'est uniquement la nature qu'il faut en remercier. — Je remarque d'abord que, venant de médecins, cet argument friserait presque la mauvaise foi. Mes honorables confrères, quelle que soit leur nuance, savent fort bien, en effet, à quoi s'en tenir là-dessus. Ils le savent d'autant mieux que souvent ils ont eu à se plaindre sur ce point de l'ingratitude de leurs clients. Quand le malade succombe, c'est la faute du médecin; quand il revient à la santé, c'est par suite des efforts de la nature. Si je voulais flétrir cette manière de raisonner, je n'aurais qu'à citer à ce sujet les paroles de plusieurs de mes honorables contradicteurs. Mais ce que j'ai dit tout-à-l'heure à propos du régime peut encore parfaitement s'appliquer ici. Au fond l'objection est la même; je ne crois donc pas devoir m'y arrêter davantage, ni me donner le facile plaisir de confondre mes adversaires, en leur demandant pourquoi eux n'abandonnent pas leurs malades aux seules forces de la nature, puisqu'elle est si puissante pour amener la guérison.

S'il faut s'en rapporter à d'autres, nos cures seraient plus que contestables, et l'imagination seule des malades en ferait tous les frais. En d'autres termes, les gens que nous soignons, ou ne sont pas malades, ou, s'ils le sont réellement, finissent par se figurer qu'on les a soulagés et guéris. Monsieur, c'est assurément une belle chose que l'imagination, et nos honorables contradicteurs nous en fournissent tous les jours la preuve; car leur imagination à eux paraît extrêmement féconde. Mais raisonnons un peu. Guérir des gens qui ne sont aucunement malades peut paraître en effet chose facile. Mais de deux choses l'une : ou ces faux malades savent très-bien à quoi s'en tenir sur leur état, ou ils ont réellement l'ima-

gination très-affectée.. Dans le premier cas, ces
faux malades seraient donc tout simplement des
compères stipendiés pour amener la clientèle ; ce
qui revient à dire que les homœopathes sont
d'indignes charlatans. De pareilles insinuations
provoquent un profond dégoût, et l'on ne devrait
y répondre sans doute que par le mépris. Toutefois, comme il ne s'agit pas ici de sentiment, mais
de logique, je me fais fort de démontrer plus loin
ce qu'il faut penser de pareilles assertions. En
attendant, qu'il me soit permis aujourd'hui de
faire voir combien il y a peu de sens commun à
nous accuser de guérir de faux malades. Ne voit-on
pas que, dans ce cas, il y aurait trop de monde
dans le secret, et qu'alors ce secret devrait être
fatalement dévoilé un jour ou l'autre ? Et je m'en
rapporte à nos adversaires pour profiter de la découverte. On peut être assuré que le jour où pareille chose arriverait à leur connaissance, ils
trouveraient moyen d'en informer le monde en-
tier, ce qu'ils n'ont jamais fait encore, que je
sache, malgré l'envie qu'ils en ont.

Il faut donc arriver à 'a seconde alternative, à
savoir que certains malades le sont surtout par
l'imagination. Ici, je pourrais encore me prévaloir
d'un fait avéré et bien connu, et soutenir que

guérir une imagination malade n'est déjà pas un mince succès. Demandez plutôt aux allopathes comment ils parviennent à guérir l'hypochondrie ! Mais je ne veux même point porter la question sur ce terrain. Est-ce que nous n'avons affaire qu'à des malades par imagination ? Est-ce que nos statistiques officielles et incontestables ne citent pas des faits nombreux de guérison dans des affections graves, comme dans la fluxion de poitrine, la fièvre typhoïde, les névralgies, etc.? Sont-ce là des maladies purement imaginaires ? Ou bien encore sont-ce là des maladies dont on puisse guérir par le seul effet de l'imagination ? Si cela est, j'y consens ; mais alors je demande que dans tous les pays, depuis la cité la plus populeuse jusqu'à la plus petite bourgade, on élève des statues à Hahnemann, c'est-à-dire à l'homme de génie qui a découvert que l'imagination seule suffit pour guérir tous les maux, passés, présents et à venir. Ne serait-ce pas, en effet, avoir bien mérité de l'humanité ? Car je maintiens que si Hahnemann avait fait pareille découverte, sa gloire serait incomparablement plus grande que celle que lui a value la découverte de l'homœopathie.

Mais, en vérité, comment de pareilles choses

pourraient-elles soutenir l'examen ? Voilà un malade qui souffre cruellement ; sa vie est en danger, tout le monde le reconnaît. Arrive alors le médecin homœopathe qui, pour la forme, prescrit quelques globules ; et bientôt, par un de ces mirages qu'on a peine à concevoir, il se persuade qu'il ne souffre plus et qu'il marche vers une guérison rapide ; si bien qu'au bout de peu de temps il peut reprendre ses occupations et vaquer à ses travaux. Ce sont là de ces effets d'imagination qui confondent l'intelligence. Mais il faut bien qu'il en soit ainsi, puisque nos adversaires le prétendent. Au fond, il serait bien plus simple, et surtout infiniment moins absurde, d'admettre l'action du traitement homœopathique ; cela du moins me paraît ainsi. Mais tout le monde ne voit pas les choses de la même façon. Après tout, c'est leur affaire et non la mienne !

TREIZIÈME LETTRE

Malgré les preuves que j'ai essayé de faire valoir dans ma dernière lettre, vous paraissez toujours porté à penser, Monsieur, que l'imagination peut jouer quelquefois le rôle d'agent guérisseur. Revenons donc sommairement sur cette partie de la question.

Je ne fais aucune difficulté de reconnaître que chez ceux qui ne sont malades que par imagination, c'est souvent à cette faculté de l'âme qu'il faut s'attaquer pour avoir raison du mal. Encore n'en est-il pas toujours ainsi; et la cure n'est pas dans tous les cas aussi facile que pourraient se le figurer bien des personnes étrangères à ces matières.

Mais en dehors de ce cas tout spécial, vouloir soutenir que l'on peut se rendre maître des maux qui affligent l'humanité en faisant appel à l'imagination des malades, cela ne me paraît pas pouvoir soutenir l'examen. Et lorsque nos adversaires émettent de pareils arguments, ils ne font pas attention qu'ici encore ils fournissent des verges pour les fouetter. On peut trop facilement retourner contre eux l'accusation qu'ils portent contre nous. Et quoique ce soit tomber dans des redites, je ne puis m'empêcher de répéter un raisonnement déjà invoqué; si l'imagination seule suffit pour nous délivrer de nos maux, à quoi sert donc l'attirail de médications plus cruelles les unes que les autres qui sont imposées par les médecins de l'école officielle? Ce sont donc là des tortures inutiles! Je vous laisse, Monsieur, le soin de développer les conséquences et de tirer les conclusions.

Mais quand même on arriverait, par impossible, à démontrer la puissance de l'imagination dans le traitement de quelques maladies, il y a pourtant des cas dans lesquels il est absolument impossible d'admettre qu'il en puisse être ainsi. Je n'offenserai personne en disant qu'il y a des êtres dont il serait bien impossible de monter l'imagination au diapason voulu. Ce seraient, par exemple, des hommes d'un positivisme inattaquable ; ou bien les gens dont l'intelligence est tellement terre à terre, qu'ils se rapprochent souvent de la brute. Allez donc persuader à des gens ainsi faits qu'ils sont guéris ou que leurs forces sont revenues quand il n'en est rien ! Mais poursuivons. Chez l'enfant en bas âge, chez l'enfant à la mamelle, nous obtenons tous les jours des résultats que l'on a bien voulu essayer de mettre en doute, comme tout ce que nous faisons, mais qui sont démeurés incontestables ; d'ailleurs, ces succès se renouvellent tous les jours et assez fréquemment pour que l'on puisse facilement les contrôler. Cependant tout le monde sait combien sont fréquentes, combien dangereuses surtout sont les maladies de cet âge. Néanmoins elles trouvent dans la

médication homœopathique soulagement et guérison ; et cela, pour le dire en passant, à l'aide
de moyens qui, outre leur excellence intrinsèque,
présentent l'immense avantage de ne causer
aucune répugnance aux petits malades. On n'o-
sera pas soutenir sérieusement, j'espère, que
dans ces circonstances, c'est l'imagination du
sujet qui fait tous les frais de la guérison. Allons
plus loin encore. La loi posée par Hahnemann
est tellement vraie et tellement féconde, qu'elle
trouve son application non seulement chez l'homme,
mais encore chez les animaux. Des vétérinaires
amis du progrès ont pu s'en convaincre. Des essais
ont été faits par eux sur divers animaux qu'ils
traitèrent homœopathiquement. Ces tentatives,
commencées d'abord timidement, furent suivies
de succès tellement encourageants, que depuis
lors ces vétérinaires n'ont pas cessé de mettre
en usage la médication homœopathique, au grand
avantage de leur clientèle quadrupède. Ce sont
là encore des faits faciles à contrôler et des expériences que tout le monde peut renouveler. Tout
commentaire me paraît ici superflu. A moins de
supposer, chez les chevaux, les bœufs, les
moutons et les chiens, une intelligence capable
de discerner telle méthode de traitement de telle

autre, et une richesse d'imagination en conséquence, il faut bien se rendre ici à l'évidence des faits.

Cependant nos adversaires ne se tiennent pas pour battus, et vaincus d'un côté, ils nous attaquent sur un autre terrain. Il est absolument nécessaire de nous trouver en faute, et il est indispensable de démontrer que nous sommes plus ou moins des imposteurs. Il nous faut donc maintenant répondre à une autre accusation assurément très-inattendue, mais que je me garderai bien de passer sous silence.

Donc on prétend que si nous parvenons à guérir nos malades, cela n'a rien après tout de bien extraordinaire. On a découvert, en effet, que nous mettons en usage des poisons qui exercent sur l'économie une action formidable. Ces poisons sont extrêmement violents et tellement subtils que jamais ni la Brinvilliers, ni les Borgia, ni aucun des empoisonneurs plus ou moins célèbres n'en ont eu de pareils à leur disposition. — Voilà ce que j'appelle une riche trouvaille, et cela me fait admirer une fois de plus la fécondité de nos contradicteurs. Seulement je leur demanderai de s'entendre un peu mieux entre eux. En effet, les uns déclarent que nous ne guérissons pas, que nous ne pouvons pas guérir nos malades, par la très-simple raison que nous ne leur donnons pas autre chose que de l'eau claire. Maintenant, en voici d'autres qui déclarent, au contraire, que nous guérissons positivement, mais que pour arriver à ce résultat nous mettons en usage des substances dont l'action sur l'économie est tellement forte, qu'on affecte d'en être effrayé. Làdessus arrive le thème obligé sur les immenses dangers que courent les malades qui ne craignent pas de se confier à nos soins. On sait ce que cela veut dire, et ce zèle est touchant, non moins que désintéressé.

Poisons ou non, si nous guérissons à l'aide de nos médicaments, surtout comme il est facile de le démontrer, sans produire de désordres dans l'économie, que peut-on demander de plus ? Du reste, nos pharmacopées sont ouvertes à tout le monde; chez nous, point de mystères, et chacun peut savoir les substances que nous employons et la manière dont nous les préparons. Cela étant, je demande que l'on fasse connaître ces fameux poisons si redoutables que nous sommes censés employer tous les jours. On se gardera bien d'en souffler mot, et pour cause. Je pourrais me prévaloir de ce silence après une accusation si nettement formulée, me contentant de demander à nos adversaires pourquoi ils parlent de choses qu'ils ne connaissent pas, et quelle peut être, en pareille matière, l'autorité de leurs appréciations. Il m'est bien permis aussi de trouver que l'objection ne laisse pas que d'être piquante, venant d'une école où l'on manie tous les jours, et souvent à des doses effrayantes, des substances comme l'opium, la belladone, l'acide prussique, la noix vomique, l'arsenic, etc. Aussi ne saurions-nous accorder une sérieuse attention à ces récriminations intéressées. Contentons-nous de proclamer bien haut que nos médicaments sont employés à des doses et dans des conditions telles, que jamais les homœopathes n'ont eu à déplorer aucun accident produit par ces fameux poisons si terribles. Il serait à désirer pour nos adversaires, et surtout pour leurs clients, qu'ils eussent le droit d'en dire autant !

L'objection dont je viens de parler n'en est véritablement pas une. Mais elle sert, pour ainsi dire, d'introduction à une autre qui, pour n'être pas beaucoup plus sérieuse peut-être, n'en a pas moins cependant quelque chose de spécieux. Ceux d'entre les allopathes qui se sont donné la peine d'étudier notre méthode nous disent quelquefois : Mais vous employez fréquemment les mêmes médicaments que nous, témoins précisément l'arsenic, la belladone, la noix vomique, etc.; en quoi donc avez-vous la prétention d'innover quelque chose ?

Je réponds : Assurément nous employons quelquefois les mêmes médicaments que vous. Mais il en est des vôtres que nous ne mettons jamais en usage, et il en est des nôtres dont vous ne vous servez aucunement. De plus, la préparation subie par nos médicaments les différencie en grande partie des vôtres. Enfin, ce qui tranche la différence, c'est que nous agissons, nous, en vertu d'un principe, d'une loi qui fait la base de notre médication, loi féconde que j'ai exposée plus haut, loi destinée à révolutionner la médecine et à lui faire opérer plus de progrès en quelques années qu'elle n'en avait fait depuis le commencement du monde. Vous, au contraire, vous errez à l'aventure, réduits encore aux lumières de l'empirisme; c'est-à-dire que le plus souvent vous agissez sans savoir exactement pourquoi. Ce sont là, je crois, des différences assez tranchées. Et voilà comment, tout en employant quelquefois des médicaments de même nom, notre pratique est complétement différente.

Et cependant, malgré la défectuosité du point de départ, je suis loin de contester que nos honorables adversaires obtiennent eux aussi des guérisons. En ceci je suis plus généreux à leur égard qu'ils ne le sont envers nous. Mais cela importe peu. N'oublions pas cependant que, partout où il a pu être dressé des statistiques officielles de services d'hôpitaux, ces relevés ont toujours accusé en notre faveur des différences sensibles. Je crois aussi que, si l'on voulait bien y regarder de près, il serait peut-être facile de démontrer que la plupart des guérisons obtenues par les allopathes sont dues à ce qu'ils ont traité leurs malades en conformité de la grande loi de similitude posée par Hahnemann; en d'autres termes, ils auraient fait de l'homœopathie sans le savoir et surtout sans le vouloir. Quoi qu'il en soit, je ne veux point prétendre que nous ayons le monopole des guérisons. Mais je maintiens que nous guérissons beaucoup plus et sans apporter autant de troubles dans l'économie. Assurément, les allopathes guérissent quelquefois leurs malades. Mais à quel prix? N'eût-on à leur reprocher que l'habitude enracinée chez eux de faire couler le sang à tout propos, sous prétexte de juguler les maladies, c'en serait assez, ce me semble, pour éloigner à jamais d'une semblable pratique. Je ne parle pas des vésicatoires, des sétons, des moxas et autres tortures du même genre. Oui, les allopathes guérissent aussi. Mais ils le font avec une telle *énergie*, qu'il n'est pas rare de voir le malade, ainsi guéri, obligé de suivre un régime réparateur ou de subir un nouveau traitement qui le guérisse du premier, et ainsi de suite. Ces traitements homicides nous font l'effet de ces libérateurs qui, sous prétexte de chasser l'ennemi d'une contrée, commencent par se payer du service rendu, en prélevant pour eux la portion opime ; si bien que l'opprimé qu'on est venu délivrer finit par confondre dans la même aversion le libérateur et l'agresseur, et par maudire la malencontreuse idée qu'il a eue d'appeler à son secours de tels auxiliaires. — Avons-nous besoin de dire que l'homœopathie ne laisse jamais de traces sanglantes sur son passage ? Ceci ne fait même pas question Et cependant nous arrivons, sans trouble et sans employer de moyens pénibles, à guérir non pas les gens qui se portent bien, mais les maladies les plus graves et les plus redoutées. C'est ce dont il n'est plus permis de douter aujourd'hui, à moins d'y mettre de la passion, beaucoup de passion. Or, nos honorables adversaires en ont pour le moins autant que de talent. Leur parti est bien pris et bien arrêté, et ils ne veulent pas voir la lumière. Voici ce que me disait, il y a quelque temps, un médecin d'ailleurs des plus honorables : « L'homœopathie ! en » vérité, je ne sais même pas ce que c'est; mais » je me garderais bien de chercher à le savoir. » Je veux ainsi m'éviter l'ennui de jamais me » trouver en rapport directement ou indirectement » avec des homœopathes. » *Ab uno disce omnes.* Voilà, Monsieur, où ils en sont. Ai-je tort d'affirmer que nos adversaires tiennent à ne pas être éclairés?

QUATORZIÈME LETTRE

On ne se figure pas, Monsieur, combien de gens ont la fâcheuse habitude de juger des choses qu'ils ne connaissent pas. Ils ont certaines idées préconçues dont ils ne veulent pas démordre et auxquelles ils tiennent d'autant mieux qu'ils seraient plus embarrassés de les justifier. C'est ce qui arrive notamment pour l'homœopathie.

Nombre dé médecins élevés dans les errements de l'école officielle, qui ne connaissent de l'homœopathie que le nom, n'en déclarent pas moins, comme celui de l'autre jour, qu'il n'y a et ne peut y avoir rien de bon dans cette doctrine, et que la chose ne mérite même pas les honneurs de la discussion. Si cependant vous les pressez un peu, ils vous répondent sans hésiter et d'un air entendu que tous les homœopathes, ou peu s'en faut, sont des gens sans aveu ; que si, par impossible, il s'en trouve dans le nombre quelques-uns de bonne foi, il faut les plaindre, parce qu'ils ne peuvent être que des dupes et des niais. Les autres sont des jongleurs et des charlatans qui savent parfaitement à quoi s'en tenir sur l'inanité de leur doctrine, mais qui exploitent indignement à leur avantage la crédulité publique.

C'est à peu près dans ces termes que parlent assez généralement de nous des confrères d'ailleurs fort estimables, mais chez lesquels la passion fait tort au jugement. Moins que personne, Monsieur, j'ai le droit de me récrier contre de telles appréciations, si injustes qu'elles soient. Pendant nombre d'années j'ai fait ainsi ; j'ai hurlé avec les loups ; et je ne crois pas que jamais personne ait déblatéré avec plus d'ardeur contre les homœo-

pathes que je l'ai fait moi-même pendant longtemps. Que voulez-vous? En même temps qu'elle
initie ses enfants à la connaissance de la médecine,
la docte Faculté, *alma mater*, croit de son devoir
de leur inspirer une profonde horreur et un incommensurable mépris pour cette hérésie scientifique
dont on ne doit prononcer le nom qu'avec horreur,
et pour ces gens dignes de tous maux dont l'audace
téméraire ose s'attaquer à l'arche sainte! Voilà,
Monsieur, où nous en sommes encore en 1870,
alors que chacun proclame à l'envi les immortels
principes de la liberté scientifique et du libre
examen! Et ceux qui professent hautement ces
idées étroites, non seulement disposent d'une
immense influence sur le présent, mais encore
pèsent d'un grand poids sur l'avenir des géné-
rations médicales qu'ils sont chargés d'instruire.
Comment dès lors n'imposeraient-ils pas leur
manière de voir, au moins pendant quelque temps?
Aussi doit-on s'étonner de trouver encore de
nouveaux disciples d'Hahnemann; et surtout si
quelque chose doit être plus surprenant, c'est
que, dans des conditions si défavorables, leur
nombre s'accroisse journellement. Il s'agit maintenant de savoir si tous ceux qui viennent à nous
sont, comme on le prétend, ou des niais et des

illuminés auxquels on fait croire tout ce qu'on veut, ou bien des charlatans et des jongleurs exploitant la crédulité publique.

Sont-ce des niais? Il faudrait, en effet, qu'ils le fussent à un degré qui fait frémir si, non pas un jour, non pas une fois, mais pendant des années et à tout instant, ils se persuadaient voir des choses qui ne sont pas et obtenir des succès fantastiques. Ce ne serait plus là de la niaiserie, cela friserait l'imbécillité. Et l'on admettra que des hommes aussi ineptes auraient pu parvenir à déterminer non seulement dans le public, mais encore dans le monde scientifique, une agitation aussi grande que celle dont nous sommes témoins! à créer une secte qui cause des insomnies aux plus valeureux champions de la médecine officielle! S'il en était ainsi, je prétends que ces imbéciles-là seraient bien plus forts qu'une foule de gens considérés comme très-intelligents; et je demande alors de quel côté se trouveraient la niaiserie et la faiblesse d'esprit? — Aussi nos adversaires ne soutiennent-ils que faiblement cette première hypothèse. Pour la plupart d'entre eux, nous restons toujours des gens sans aveu, abusant indignement de la crédulité publique; nous sommes, en un mot, des charlatans. Or, qu'est-ce qu'un charlatan! J'ouvre le dictionnaire et je lis : *Médecin qui se vante de guérir toutes les maladies,* toujours, bien entendu, en abusant de la bonne foi de ses contemporains. — Je demande en quoi cette définition peut s'appliquer aux homœopathes plutôt qu'à leurs adversaires. Si j'étais en goût de récriminer, je me donnerais le facile plaisir de démontrer, preuves en main, combien ceux-ci ont eu tort de lever ce lièvre, et combien, en pareille matière, le silence eût été décent de leur part, en vertu de ce proverbe qui défend de parler de corde.. vous savez le reste. Où a-t-on vu, d'ailleurs, que nous nous vantions de toujours guérir? A la vérité, nous prétendons faire mieux que nos antagonistes; mais c'est là une prétention parfaitement légitime et entièrement justifiée par des faits ; je crois l'avoir fait voir dans mes précédentes lettres ; que peut-on donc trouver de repréhensible en ceci ? Au lieu de récriminer sans cesse vaguement contre nous, il vaudrait mieux prouver que nous avons tort. — Quant à notre bonne foi, elle se base pareillement sur des faits qui nous paraissent incontestables. Que nous soyons sujets à l'erreur comme le reste des hommes, c'est ce qui ne saurait être nié, mais nul n'a le droit de suspecter notre sincérité ; c'est là une accusation gratuite non moins qu'odieuse. Nous avons toujours compté dans nos rangs des hommes aussi honorables par leur caractère privé que remarquables par leur science et leur talent. Aujourd'hui encore, ils sont nombreux parmi nous ceux qui auraient eu les droits les plus incontestables, pour parvenir à la tête de l'enseignement médical, si un ostracisme injuste ne les avait pas constamment tenus à l'écart. Cependant ils ont préféré abandonner le brillant avenir qui s'ouvrait devant eux, plutôt que d'abjurer ce qu'ils croyaient être la vérité. Voilà les hommes dont on a mis en doute l'honorabilité et la sincérité. Il faut en vérité des adversaires aussi passionnés que les nôtres pour oser émettre de pareilles accusations. C'est bientôt fait de traiter toute une classe de personnes de gens sans aveu. Mais l'injure n'a jamais rien prouvé, si ce n'est qu'on est à bout de bonnes raisons : l'injure est une arme mauvaise et qui se retourne souvent contre qui l'emploie. N'insistons pas.

Cependant on vient nous dire : la meilleure preuve que vous n'avez aucune foi dans l'homœopathie, c'est que vous ne la mettez jamais en usage que dans les indispositions légères : et vous vous gardez bien de l'employer dans les cas graves

3*

et dangereux. Alors, vous vous hâtez de recourir à la vieille médecine. — Voilà ce qu'on nous objecte. — Eh bien, Monsieur, ce n'est pas vrai, et je tiens à m'expliquer nettement à cet égard.

Que quelques soi-disant homœopathes aient pu agir de la sorte, cela est possible; je ne saurais l'affirmer ni le nier absolument, bien qu'il n'existe à ma connaissance aucun fait de cette nature. Avant de nous accuser, il serait donc bon d'apporter des preuves à l'appui. Mais, enfin, en admettant que le fait se soit présenté, qu'est-ce que cela prouve? Que l'on trouve dans les sociétés les mieux composées des gens indignes d'en faire partie; mais cela ne saurait rejaillir sur la société elle-même. Prenons un exemple. S'il se trouve parmi les allopathes des gens tarés, faut-il en conclure que tout le corps médical est composé de malhonnêtes gens? Evidemment non; du moins je suppose que tel doit être l'avis de nos adversaires. Eh bien, il en serait de même ici, toujours à supposer que le fait fût démontré, ce qui n'est pas.

Ce qui a pu donner lieu à cette appréciation, je vais vous le dire. Dans une de mes précédentes lettres, je vous ai parlé des *insufficientistes*, c'est-à-dire des médecins qui, tout en considérant

l'homœopathie comme un grand progrès en médecine, tout en affirmant que la découverte d'Hahnemann est le plus grand événement médical des
temps modernes, admettent cependant que, en
l'état actuel de la science, le traitement homœopathique seul ne *suffit pas* toujours pour amener
la guérison : soit parce que les applications de
la loi hahnemannienne ne sont pas encore suffisamment connues, soit parce que les médicaments à faire intervenir dans tel ou tel cas ne
sont pas encore étudiés. On ne peut, en effet,
exiger d'une école née d'hier des travaux aussi
nombreux que ceux des écoles rivales datant de
plusieurs siècles. Et en attendant que tout ait été
étudié, il faut bien se contenter, faute de mieux,
des ressources que donne la vieille médecine. Il
est d'ailleurs à remarquer que plus nous allons,
plus le nombre des insufficientistes diminue
parmi nous, précisément parce que de nouveaux
travaux venant chaque jour corroborer la loi hahnemannienne, il devient ainsi plus facile de s'y
rallier pratiquement. Mais qu'on ne s'y trompe
pas, la gravité des cas ne fait rien à l'affaire.
Les médecins dont je parle emploient, selon l'opportunité, l'homœopathie dans les cas graves,
l'allopathie dans les cas bénins, ou réciproque-

ment. Mais c'est leur conscience seule qu'ils consultent toujours. Il est surtout absolument faux de prétendre qu'ils donnent au malade le choix entre les deux médications. Ils entendent rester et de fait ils restent juges de ce qu'il convient de faire. Voilà toute la vérité sur cette grande affaire. Et si l'on croit trouver ici matière à blâme, ce qui me paraît difficile, du moins on ne pourra pas dire que l'on a affaire à des gens de parti pris. Loin d'être systématiques, ils disent très-nettement que, pour eux, la guérison du malade étant le seul et unique but, ils emploient, pour y parvenir, tous les moyens qui leur paraissent utiles. En ceci, ils donnent la preuve d'une grande bonne foi. Loin de s'en cacher d'ailleurs, ils proclament hautement leur manière de penser et d'agir. Je puis citer, à ce sujet, les déclarations très-formelles émises au sein du congrès homœopathique de 1867 ; celles de M. Gonnard à la Société homœopathique de France en 1869, et celles plus récentes encore de M. Jousset à la clinique homœopathique. Il n'y a donc là aucune supercherie : tout se fait au grand jour ; et malgré tout le désir qu'on peut avoir de nous trouver en faute, il faut bien encore pour cette fois en prendre son parti.

Du reste, Monsieur, je connais assez mes honorables confrères pour pouvoir affirmer que pas un ne manquerait à sa conscience. Ce sont pour la plupart des pères de famille. Eh bien, je les ai vus dans ces moments terribles où leur incombait l'effroyable responsabilité de la santé ou de la vie des êtres que l'on aime plus que soi-même ; je les ai vus au chevet de l'épouse ou de l'enfant en danger. C'est bien alors que tous les masques tombent et que l'homme se montre tel qu'il est. C'était le moment ou jamais d'abjurer une doctrine à laquelle d'ailleurs on n'aurait pas cru ; et même une défaillance en pareil cas aurait été bien excusable. Cependant, ces défaillances, ils ne les connaissent pas ; et c'est au moment même où se trouvait mise en question la vie des êtres qui leur sont le plus chers, qu'ils affirmaient davantage leurs convictions en employant cette médication si inerte et si décriée. Si ce n'est pas là une preuve de la plus inébranlable confiance et de la bonne foi la plus entière, je ne m'y connais pas !

Maintenant, si l'on me soutient toujours que les homœopathes sont des gens sans aveu, des charlatans sans foi ni loi, je répondrai que, pour moi, je me trouve avec eux en excellente compagnie.

Et j'y reste.

QUINZIÈME LETTRE

Il convient maintenant, Monsieur, de jeter un regard en arrière et de se rendre compte du chemin que nous avons parcouru.

Prévenu, comme vous l'étiez, contre l'homœopathie, vous avez cependant tenu à vous éclairer, donnant en ceci la preuve de votre entière bonne foi. J'ai donc dû aborder sommairement les diverses questions que soulève l'examen de cette doctrine nouvelle. Après avoir esquissé brièvement l'histoire de la tradition médicale, après avoir constaté, d'après des citations empruntées aux médecins les plus célèbres de plusieurs époques, combien les diverses écoles qui s'étaient succédé donnaient peu de satisfaction à des esprits sérieux, il était facile de pressentir qu'une réforme devenait inévitable. Cette réforme, nous la devons à Hahnemann, qui, par un trait de génie, a découvert la loi des semblables, et par voie de conséquence, l'unité de médicament et l'application des doses infinitésimales. Je vous ai fait voir que la théorie médicale de Gallien, basée sur la loi des contraires, toute spécieuse qu'elle puisse paraître à première vue, est vaine et sans fondement, tandis que la nôtre est parfaitement fondée en raison et en fait; et la meilleure preuve à l'appui, c'est que nos adversaires lui font de fréquents emprunts. Puis, après vous avoir fait connaître notre manière de préparer les médicaments, j'ai essayé de répondre aux diverses objections qui nous sont le plus souvent adressées, particulièrement en ce qui a trait à la réalité d'action des doses infinitésimales. Je vous ai fait voir que, malgré quelques apparences contraires, il était parfaitement logique et tout-à-fait raisonnable d'admettre l'effet de ces doses, et que, d'ailleurs, l'action des doses massives, ne pouvant se démontrer d'une façon plus satisfaisante en théorie, tout venait se réduire à une simple question de faits. Ces faits, je vous les ai présentés dans toute leur simplicité, et j'ai pu ainsi démontrer, ayant en main des preuves irréfragables, non seulement la réalité d'action de nos médicaments, mais encore, et toujours à l'aide des mêmes statistiques, leur incontestable supériorité. Nous avons vu, en effet, que les homœopathes guérissaient davantage, mieux et en moins de temps; sans compter qu'ils épargnent à leurs malades tous les grands et petits martyres que leur inflige l'allopathie. Je vous ai fait voir encore, toujours

avec des chiffres, que notre école, loin de décliner
et de diminuer en nombre, s'étend et s'accroît,
au contraire, tous les jours, ce qui ne laisse pas
de préoccuper singulièrement nos adversaires; et
à ce sujet je n'ai pu m'empêcher de soulever un
coin du voile sous lequel s'abritent les persécutions et taquineries peu avouables qu'on inflige à
une école qu'on méprise beaucoup moins qu'on
affecte de le dire. Sur ce point, je suis bien
loin d'avoir tout dit, et je désire vivement qu'on
ne m'y contraigne pas. J'ai montré ensuite que
nos succès dans la pratique ne pouvaient être
attribués ni au régime suivi par nos malades, ni
aux seules forces de la bonne nature, ni à l'imagination, et que, d'ailleurs, s'il pouvait en être
-ainsi, ce serait la plus sanglante critique de la
pratique de nos adversaires. Par conséquent,
il faut bien admettre comme réelle l'action de
notre médication. Finalement j'ai fait voir mes
honorables confrères sous leur véritable jour; et,
bien que la chose n'eût pas besoin d'être dé-
montrée, comme nous sommes entourés de calom-
niateurs et que la calomnie fait toujours un peu
de chemin, j'ai bien voulu condescendre à
prouver que nous n'étions ni des imbéciles, ni des
charlatans, imputation non moins odieuse que

gratuite. J'ajoute aujourd'hui que je souhaite à toutes les écoles, quelles qu'elles soient, d'être aussi honorablement composées et représentées que la nôtre.

Faut-il conclure de mon apologie que tout ce qui s'est fait en dehors de l'homœopathie n'a aucune valeur? Je suis bien loin de le prétendre. Hahnemann a ouvert à la médecine des voies nouvelles et fécondes; je salue sa découverte avec enthousiasme, et je la considère assurément comme un des plus grands progrès réalisés par le génie de l'homme. Mais il ne faut point pour cela être injuste et ingrat envers les autres et dédaigner leurs consciencieux efforts. Autrefois, Monsieur, on voyageait par le coche, qui ne partait même pas tous les jours; on faisait son testament, quand on devait se rendre de Paris au Hâvre : il fallait plusieurs jours pour faire ce voyage; on arrivait cahoté, fatigué, brisé. Plus tard sont venues les diligences mieux installées, avec un service régulier, et qui transportaient en quinze ou dix-huit heures à la même destination. C'était déjà un progrès. Mais que nous en sommes loin maintenant! Aujourd'hui, grâce à la vapeur, on franchit avec une rapidité vertigineuse les distances les plus grandes, et l'on trouve tout naturel ce qui avait paru, il n'y a pas un demi-siècle, une irréalisable utopie. De même pour la transmission de la pensée qui, en quelques secondes, peut s'opérer d'une extrémité du monde à l'autre. — Cependant autrefois on finissait bien par arriver ; et les lettres confiées à la vieille poste du temps jadis finissaient tout de même par trouver leurs destinataires. Seulement, c'était beaucoup plus long, plus incommode et plus dispendieux. — Néanmoins on doit toujours de la reconnaissance à ceux qui avaient su installer ces moyens de transport, aussi défectueux qu'ils pussent être. Pour le temps, c'était fort bien. — Cependant, qui donc voudrait, aujourd'hui que l'on a bien mieux, reprendre les vieilles pataches d'autrefois? C'est bien assez d'en subir l'ennui dans les pays qui, moins avancés ou moins favorisés, n'ont pas encore de routes ferrées; pourtant, dans ces cas, on est fort heureux de les retrouver. — Eh bien! Monsieur, ceci peut être considéré comme l'image de ce qui se passe en médecine. Je crois être plus que juste, je crois être bienveillant envers nos adversaires, en admettant qu'avec les données de la vieille tradition ils puissent quelquefois guérir leurs malades, vous savez cependant à quel prix. Mais je prétends et je

maintiens que seuls nous avons le droit de revendiquer pour notre école cette précision scientifique qui permet d'arriver avec certitude au
succès. En d'autres termes, en admettant qu'ils
puissent faire quelque peu, nous prétendons faire
beaucoup ; en supposant qu'ils puissent faire à
peu près bien, nous prétendons que nous faisons
parfaitement ; ou, si vous aimez mieux, ils représentent les pataches d'autrefois, et nous les chemins de fer d'aujourd'hui. Au surplus, nous
l'avons vu, les faits sont là qui le prouvent suffisamment. Continuant ma comparaison, j'ajouterai que, pour des esprits impartiaux, la grande
et unique affaire étant par-dessus tout la guérison
du malade, on comprend parfaitement que, quand
on ne peut disposer des ressources de l'homœopathie, on ait recours à celles que présente la
tradition. C'est précisément ce que font ceux de
nos confrères qui se donnent comme insufficien-
tistes. Pour eux, cela est toujours meilleur que rien ;
et ils aiment mieux arriver avec la patache que de
ne pas arriver du tout.—Vous le voyez, Monsieur,
on n'y met point de passion ni de parti pris. On
cherche seulement la vérité où qu'elle se trouve.
Si nos adversaires voulaient bien agir de même,
nous serions peut-être bien près de nous entendre.

Il faut terminer cette étude sommaire et cependant déjà trop longue. Je me suis efforcé de mettre sous vos yeux les principales pièces du procès dont vous devez être le juge. Il s'agit maintenant de conclure. Essayons donc de le faire.

En résumé, Monsieur, et quoi qu'on ait pu faire pour l'empêcher, l'homœopathie, née d'hier, avance à pas de géant, s'impose par son évidence et voit chaque jour grossir les rangs de ses adhérents, en même temps que l'école traditionnelle voit diminuer le nombre de ses partisans. Si l'homœopathie n'a aucune valeur, comment alors expliquer des progrès aussi marqués, un accroissement aussi extraordinaire? Si, au contraire, cette méthode de traitement a une valeur réelle, que penser des attaques passionnées dont elle est l'objet?

A vous, Monsieur, de trancher la question.

FIN.

Typ. Oberthur et fils, à Rennes. — M⁰ⁿ à Paris, rue des Blancs-Manteaux, 35.

9 782019 281458